Uma questão de equilíbrio

Dados Internacionais de Catalogação na Publicação (CIP)
(Câmara Brasileira do Livro, SP, Brasil)

Klepacz, Sergio
Uma questão de equilíbrio : a relação entre hormônios, neurotransmissores e emoções / Sergio Klepacz ; [ilustrações Sergio Kon]. – São Paulo : MG Editores, 2006.

ISBN 85-7255-042-9

1. Comportamento humano – Aspectos endócrinos 2. Emoções – Aspectos fisiológicos 3. Hormônios – Aspectos fisiológicos 4. Neurotransmissores 5. Psiconeuroendocrinoimunologia 6.Terapia hormonal I. Kon, Sergio. II. Título.

06-4611

CDD-616.4
NLM-WK 102

Índices para catálogo sistemático:

1. Alterações emocionais e hormônios : Medicina   616.4
2. Hormônios, neurotransmissores e emoções :
   Equilíbrio : Medicina   616.4

Compre em lugar de fotocopiar.
Cada real que você dá por um livro recompensa seus autores
e os convida a produzir mais sobre o tema;
incentiva seus editores a traduzir, encomendar e publicar
outras obras sobre o assunto;
e paga aos livreiros por estocar e levar até você livros
para sua informação e seu entretenimento.
Cada real que você dá pela fotocópia não autorizada de um livro
financia um crime
e ajuda a matar a produção intelectual.

Sergio Klepacz

Uma questão de equilíbrio

A relação entre hormônios, neurotransmissores e emoções

UMA QUESTÃO DE EQUILÍBRIO
A relação entre hormônios, neurotransmissores e emoções
Copyright © 2006 by Sergio Klepacz
Direitos desta edição reservados por Summus Editorial

Editora executiva: **Soraia Bini Cury**
Assistente de produção: **Claudia Agnelli**
Capa: **Renata Buono**
Projeto gráfico e diagramação: **Acqua Estúdio Gráfico**
Ilustrações: **Sergio Kon**
Fotolitos: **Casa de Tipos**

MG Editores
Departamento editorial:
Rua Itapicuru, 613 – 7º andar
05006-000 – São Paulo – SP
Fone: (11) 3872-3322
Fax: (11) 3872-7476
http://www.mgeditores.com.br
e-mail: mg@mgeditores.com.br

Atendimento ao consumidor:
Summus Editorial
Fone: (11) 3865-9890

Vendas por atacado:
Fone: (11) 3873-8638
Fax: (11) 3873-7085
e-mail: vendas@summus.com.br

Impresso no Brasil

Agradecimentos

À minha orientadora, doutora Vânia Assaly, pelos ensinamentos; à inspiradora deste livro, Izabel Telles; aos colegas e amigos; à doutora June Melle Megre, pela oportunidade de recomeçar; à equipe do Hospital Samaritano de São Paulo e ao doutor Pedro Katz, pelas horas compartilhadas em discussões de casos; a Nilu Lebert, pela dedicação; aos caros Marcelo, Maria Helena, Vera, Bruno e Cláudia, amigos muito queridos, pela confiança; e também aos meus filhos Marcio e Roberto, por me amarem.

Homenagem póstuma à minha mãe, Laura, por todo o amor.

Sumário

Prefácio 9
Nota do autor 13
Introdução 15

1. Longevidade, saúde e estresse 21
   Hormônios e neurotransmissores 23
   Atenção aos sinais de alerta 25

2. O funcionamento dos hormônios 29
   Por que não melhoro, doutor? 30
   O que é e como age o cortisol 35
   Padrões de depressão 43
   O DHEA e sua importância no aspecto emocional 46
   Outros hormônios 48
   Os neurotransmissores 57
   O estresse e as doenças 66
   As catecolaminas e o equilíbrio emocional 69

3. A MENTE E O EQUILÍBRIO HORMONAL......................... 77
    Imagens mentais.. 79
    Suplementos nutricionais 81
    Alimentação e neurotransmissores 82
    Insulina e hormônios 85

Considerações finais 87
Notas... 89

Prefácio

Deveria ser simples para um médico prefaciar um livro cujo teor se destina primariamente ao público geral, ou melhor, às pessoas que são nosso objeto de existir profissionalmente: os pacientes.

Deveria ser ainda mais simples poder dividir com outros profissionais da saúde o conhecimento obtido durante anos de intensa e exaustiva dedicação à observação, leitura, pesquisa bibliográfica e de evidências, troca de informações, intercâmbio, incursões em áreas da medicina tidas como estranhas a alguns psiquiatras – como endocrinologia, imunologia, clínica médica e assim por diante.

Mas não é simples. Porque ao leigo que sofre e faz sofrer aqueles a sua volta com a angústia e, ao mesmo tempo, a inoperância para recobrar o equilíbrio saudável, não bastam boas informações – estas já estão disponíveis, embora tenham qualidade às vezes questionável. São necessários resultados cujas evidências já os comprovem por si.

Para outros profissionais da saúde – e mesmo entre os próprios psiquiatras –, há ainda uma barreira maior, não admitida porém existente: aceitar (com exceções, é claro) o fato de que os psiquiatras, antes de tudo, são médicos e têm o dever de não se afastar jamais dessa premissa, sob o risco de permanecerem eternamente tratando conseqüências e não causas.

Partindo do princípio de que não se pode simplesmente tratar sintomaticamente algo cuja causa se desconhece, passou-se ao árduo trabalho de tentar aprofundar o conhecimento sobre as alterações emocionais, suas origens e inter-relações.

O resultado parcial desse aprofundamento, que acompanho desde o início, foi a constatação – encarada aqui com toda a seriedade que o assunto merece – de que hormônios e emoções têm uma relação efeito–causa constante, dinâmica e de equilíbrio.

Não sabemos se trata-se de algo que poderíamos chamar de "modulação emocional dos hormônios" ou "modulação hormonal das emoções". Não podemos, no entanto, simplificar tudo, pois sabemos de longa data que participam dessa modulação os sistemas neurológico e de defesa imunitária, a ponto de falarmos em "psiconeuroendocrinoimunologia". Mas é fato que o desequilíbrio desse sistema ou "balanço" leva a conseqüências diversas, algumas até nefastas.

Acreditamos que, nesta obra, o doutor Sergio Klepacz esteja ajudando muitas pessoas a esclarecer por que, mesmo fazendo diversos tratamentos e tomando diferentes medicamentos, elas não melhoram. Acreditamos ainda que este livro pode impulsionar uma nova concepção na medicina que, não renegando o passado, auxilie e se alie ao diagnóstico e tratamento de pessoas portadoras de distúrbios de humor e de comportamento.

Pedro Daniel Katz
Psiquiatra, especialista em Psiquiatria pela
Associação Médica Brasileira e pela
Associação Brasileira de Psiquiatria e
médico do Hospital Samaritano (São Paulo – SP)

Nota do autor

"Doutor, por que eu não melhoro?" Sempre que esta pergunta é feita, parece-me que a resposta, do ponto de vista psiquiátrico, reside em uma compreensão mais abrangente do que a tradicional.

A psiquiatria adotou, há décadas, uma postura baseada no binômio farmacoterapia-psicoterapia, obedecendo ao princípio de que, se o remédio não traz resultados, é porque os conflitos psicológicos do paciente precisam ser resolvidos. Parece lógico, mas, na prática, não tem trazido o resultado desejado. Entre o conflito e os sintomas existe uma série de fatores acontecendo dentro de nós que trazem conseqüências no campo da saúde. Sem a compreensão do conjunto dinâmico do perfil hormonal e dos neurotransmissores, não chegaremos à cura.

Introdução

Quando o telefone tocou e a enfermeira do pronto-socorro do hospital onde presto serviços como psiquiatra me chamou com urgência para uma avaliação, saí imediatamente de casa. O trânsito, no entanto, me reteve por mais de meia hora dentro do carro, e, durante o trajeto, foi como se o filme de minha vida passasse diante de meus olhos.

Formara-me em psiquiatria havia 25 anos, mas ficara uma década afastado da profissão por total desencanto com a vida clínica. Depois de formado, fiz pós-graduação, dediquei quase cinco anos às pesquisas na área da psicobiologia e recebi o título de mestre em Psicofarmacologia, defendendo uma tese sobre a ação do carbonato de lítio sobre o humor. Por uma estranha coincidência, a paciente que fui avaliar apresentava um caso grave de intoxicação por lítio.

Ao longo de meus primeiros anos de clínica, sempre carreguei a impressão de estar preso às instruções de um manual de receitas, quase um livro de culinária que me obrigava a adotar procedimentos "infalíveis" no tratamento dos pacientes. Isso me trazia uma desconfortável sensação de inutilidade, sobretudo porque os resultados obtidos com os tratamentos não satisfaziam minhas expectativas. Foi então que me desliguei das atividades no consultório e resolvi ser empresário. Mas definitivamente aquela não era a função de minha vida, não respondia às minhas exigências interiores, não era o que eu buscava. E foi ali, dentro do carro, que percebi a urgência em assumir uma nova postura clínica e buscar outras respostas que pudessem me reconciliar com a profissão. Tive a impressão de que falhávamos em algum ponto. Ainda hoje, pesquisas realizadas sobre os resultados terapêuticos revelam que os índices de melhora com a medicina "tradicional" ainda permanecem bem distantes dos 100% pretendidos por quem vem buscar ajuda.

A paciente que fui atender na UTI era uma senhora de 60 anos, em estado de coma devido à ação tóxica que o lítio exerce no sistema nervoso central a partir de certo nível de concentração no plasma. Ela tomava a droga por orientação médica, talvez a mesma orientação e dosagem que, no passado, eu também prescrevesse diante dos sintomas apresentados. Do ponto de vista técnico, parecia ser a conduta indicada; todavia, pelo que constatei logo de início, as doses haviam atingido tal nível tóxico por um único motivo: em decorrência da baixa eficácia dos tratamentos na remoção dos sintomas, o número de comprimidos teve de ser escalonado até o limite máximo, deixando a dosagem terapêutica muito próxima da tóxica. O histórico da paciente era claro: ela apresentava um quadro de distúrbio bipolar (alternância entre depressão e euforia), que se tornara refratário a qualquer tratamento após a menopausa.

O caso me levou a algumas considerações: se a paciente sofrera grande piora exatamente no período pós-menopausa (com a conseqüente perda da produção dos hormônios sexuais), pareceu-me claro que o fator desencadeante dos sintomas relacionava-se com a ação dos hormônios no cérebro e no sistema emocional. A lógica seria, portanto, associar doenças emocionais aos hormônios. Poucas vezes, durante toda minha formação psiquiátrica, recebi informações precisas sobre a ação da rede hormonal no cérebro. Meditando sobre o assunto, senti-me outra vez encorajado e desafiado a voltar a clinicar e a pesquisar com afinco; desta vez, porém, procurando outro caminho, aquele que me trouxesse alguma lógica no funcionamento da mecânica do ser humano.

Novamente dentro do carro, voltando para casa, outros questionamentos me atingiram. Nos automóveis, é possível solucionar problemas com a simples troca de uma peça. O borracheiro, o eletricista e até a bomba de gasolina, cada um com suas soluções especializadas, fazem o carro andar. Já com os seres humanos, a solução não deve estar na segmentação da medicina em hiperespecialidades. É claro que certas áreas são bastante específicas e requerem a ação de um especialista (como a oftalmologia ou a cirurgia), mas o que vemos, na prática, é uma realidade que procura fracionar as pessoas em áreas distintas, como se funcionassem tais quais sistemas estanques e independentes, mesmo sabendo que, na verdade, isso não ocorre.

Quem nunca sentiu dores estomacais após um estresse ou desenvolveu sintomas e doenças relacionados com alguma circunstância imprevisível? É óbvio, portanto, que corpo e mente funcionam como uma unidade, seguindo um só propósito, que, em geral, serve a nossa sobrevivência ou à sobrevivência e ao aperfeiçoamento da espécie. Os mecanismos relacionados com essa busca pela sobrevivência individual (ou da espécie) estão provavelmente ligados à gênese e manutenção de muitas doenças que hoje conhecemos. É hora de procurar entender o objetivo de nossa vida neste planeta, para que também possamos entender as razões de nossos sofrimentos.

A paciente que fui visitar provavelmente havia perdido "algo" que acionara nela um mecanismo mental, transformando-a numa pessoa gravemente depressiva. E este "algo" perdido era sua função reprodutiva, que se extinguira com a menopausa, excluindo-a de uma de nossas missões mais importantes, a de deixar descendentes. A "mensagem" recebida por ela não deixava dúvidas: "A partir desse instante, você não tem mais nada a fazer pela espécie e pode ser eliminada para não competir com aqueles que ainda estão procriando". Resultado? Foram então ativados todos os mecanismos responsáveis pela depressão, a mesma depressão que pode culminar em suicídio, ou abandono da luta, como forma de explicitar que aquela vida não é mais necessária.

Isso me leva a considerar a existência de um registro atávico, que implica a eliminação daqueles que não são mais úteis, ou seja, uma postura que individualmente pode parecer perversa e injusta, mas que se mostrou benéfica para a espécie em épocas de escassez de recursos e resultou num movimento de seleção apurada. Afinal, somos a espécie campeã de aprimoramento e sofisticação entre os seres vivos.

Não, decididamente eu não queria mais olhar para o paciente fracionado. Queria buscar a origem dos males dentro de uma lógica que deve existir, fugindo do tradicional modelo farmacoterapia/psicoterapia. Perseguindo essa lógica, a forma mais racional seria buscar uma alternativa de tratamento para "enganar" a natureza, nos permitindo ter a sensação e transmitir a imagem de que ainda somos jovens e capazes de nos reproduzir, a fim de sermos poupados dessa "seleção". Assim começou minha busca de integração, harmonia e equilíbrio, base da saúde física e mental, chave que abre as portas para a qualidade e quantidade de vida.

Logicamente, existem pesquisas sobre novas opções de tratamento. Infelizmente, não com o mesmo respaldo de patrocínio dos casos nos quais a pesquisa envolve a produção de alguma droga que possa acarretar lucratividade financeira. Muitos estudos interessantes são realizados e publicados diariamente, mas é comum passarem despercebidos pela comunidade médica por não terem um esquema de *marketing* que lhes dê visibilidade.

Minha intenção, neste livro, é a de transmitir de forma simplificada aquilo que pude compreender no que diz respeito ao funcionamento da rede emocional e endócrina do ser humano, e sobre a influência que esse sistema sofre de acordo com fatores ambientais e nutricionais. Tentarei explicar de que maneira podemos usar esses conhecimentos a fim de obter uma boa qualidade de vida, subentendida como saúde e juventude.

No século XX, mais precisamente nos anos 1940, a ligação entre fatores emocionais e algumas doenças começou a ser levada em conta. O meio acadêmico da época, empenhado em detectar mecanismos que fizessem conexão entre perturbações psíquicas (conflitos pessoais, pressões cotidianas) e determinadas doenças, passou então a se aprofundar no assunto. Em decorrência desses trabalhos, surgiu a suspeita de que o estresse poderia também ser responsável por acelerar o processo de envelhecimento e aumentar a incidência de doenças típicas da idade, tais como distúrbios cardiovasculares, demência e até câncer. As evidências disso são incontestáveis, e certamente você já observou pessoas que, após períodos de dificuldade e de intenso desgaste emocional, mostram-se subitamente envelhecidas ou doentes.

Ao envelhecermos, caminhamos para um perfil hormonal que nos leva à resignação diante da idéia da morte, caracterizado por um estado de espírito similar à depressão. No entanto, aqueles que atingem idade avançada de forma saudável apresentam otimismo e bom humor, demonstrando que isso também é possível.

Entendendo o balanceamento hormonal dessas pessoas em comparação com o daquelas que se mostram resignadas, depressivas e doentes, descobriremos o segredo da longevidade e qualidade de vida.

1

Longevidade, saúde e estresse

Quanto maior o nível de estresse psicológico, maior a propensão a doenças. Isso porque o perfil hormonal de uma pessoa com estresse crônico é semelhante ao de um idoso resignado. Repare numa pessoa jovem, vigorosa e com uma visão otimista de tudo que a cerca. Ela é o retrato tangível de uma excelente qualidade de vida, vibrante e cheia de energia, em contraposição ao idoso resignado, cuja plenitude hormonal não acontece mais de forma harmônica. O ideal seria manter essa energia estável ao longo dos anos, e é este nosso propósito.

Por que algumas pessoas naturalmente conservam esse perfil por mais tempo? Será em função de seu estilo de vida, da genética, do nível de estresse a que estão submetidas ou pura sorte?

O estresse é uma reação biológica presente em todos os animais, desenvolvida ao longo de milênios para salvar vidas. Se, no passado, você sofresse a ameaça de um predador, instantaneamente seu organismo liberaria uma série de produtos – os hormônios e os neurotransmissores – a fim de colocar seu corpo em marcha, obedecendo ao instinto da sobrevivência. Assim, você teria velocidade na corrida, adaptaria sua mente para a fuga e poderia aumentar suas chances de sobrevivência.

No século XXI, os predadores adquiriram outras formas e nos ameaçam a cada instante, seja por meio da violência urbana, de problemas financeiros, divórcio, doenças ou mortes na família, seja por intermédio de nossas idéias. No mundo atual, diferentemente do que ocorria com nossos ancestrais das cavernas, não precisamos lutar fisicamente contra o inimigo; contudo, diante das constantes ameaças cotidianas, nosso corpo recebe a mesma carga de hormônios e tem a mesma preparação para a luta ou para a fuga. Uma ação que, de fato, não acontece, mas é estimulada diariamente. Resultado? Embora o organismo esteja preparado para a explosão de atividade, a tensão é reprimida, deixando o corpo numa situação de desequilíbrio entre os hormônios de estresse e neurotransmissores, ocasionando aqueles sintomas que todos conhecemos bem, tais como ansiedade e depressão. Se você agora se pergunta de que forma isso atinge o resto do corpo e quais as conseqüências dessa ação, digo que as doenças psiquiátricas e as chamadas doenças psicossomáticas são o resultado mais tangível de tal desbalanceamento. A lógica do sistema de resposta ao estresse envolve a emoção, o equilíbrio hormonal e imunitário, e foi desenvolvida lentamente ao longo de toda a evolução da vida na Terra. A compreensão desse mecanismo complexo nos dá a consciência de como e por que adoecemos.

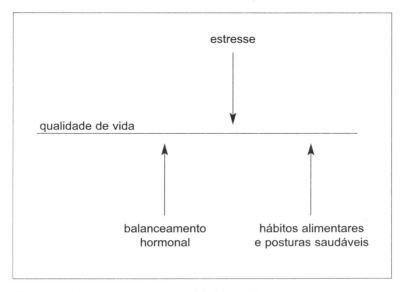

Figura 1. Estresse, hormônios e qualidade de vida.

Hormônios e neurotransmissores

O sistema endócrino, bem como os neurotransmissores, atua como sinalizador do que está acontecendo no meio externo e transmite mensagens adaptativas de resposta para o meio interno e para o sistema emocional.

Basicamente, a diferença entre os hormônios e os neurotransmissores (NTs) consiste em que, enquanto os NTs são produzidos diretamente pelas células cerebrais (ou seja, os neurônios), os hormônios são produzidos por órgãos específicos, chamados glândulas. Existem várias glândulas espalhadas pelo corpo: as exócrinas (secreção externa, como salivares, lacrimais, sebáceas e sudoríparas); as mistas (que possuem as funções exócrinas e endócrinas); e as endócri-

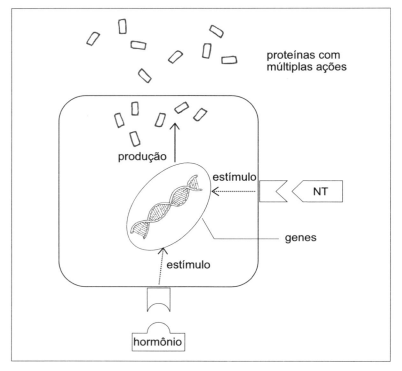

Figura 2. A ação dos hormônios e neurotransmissores.

nas, produtoras de hormônios que agem à distância, transmitindo mensagens para outros órgãos. Um bom exemplo é o ovário, produtor do estrógeno e da progesterona, que atuam em outros órgãos e tecidos (nos ossos, na pele e no cérebro); ou a tireóide, responsável pelo hormônio tireoidiano, um elemento vital para todas as células do corpo e do cérebro. Já as glândulas supra-renais secretam importantes hormônios e esteróides, como o cortisol, elemento fundamental na adaptação ao estresse (tanto físico quanto psíquico).

Todo este sistema funciona de forma integrada com o ambiente, tendo período ou hora certa para ser acionado. Hoje em dia sabemos que todos os órgãos do corpo funcionam como glândulas endócrinas, fabricando os próprios hormônios – exemplos desses órgãos são o cérebro, o tecido adiposo, o estômago, os pulmões, o coração etc. Sabemos também que qualquer alteração nesse ciclo ou ritmo poderá de algum modo afetar nossa saúde.

Atenção aos sinais de alerta

Um dos principais mecanismos que sinalizam nosso corpo e mente e nos conectam com o mundo externo é o eixo hipotálamo-pituitário-adrenal ou HPA. Trata-se de uma espécie de GPS (instrumento de navegação que localiza nossa posição na Terra) que nos alerta quanto ao tipo de ambiente no qual nos situamos, se podemos nos reproduzir nele ou se devemos fugir, se vivemos momentos de perigo ou de tranqüilidade, se estamos no inverno ou no verão. O HPA pode influenciar funções básicas da vida física e psíquica, tais como padrões alimentares e de armazenagem de gordura, imunidade, sono e reprodução, além do tipo de sentimentos e sensações que apresentaremos mediante situações de estresse ou perigo. É por isso que muitas pessoas, quando vivem alguma situação de estresse, engordam ou emagrecem.

O HPA inicia sua atividade em uma região do cérebro chamada hipotálamo. Ele transmite mensagens recebidas de outras áreas cerebrais (que captam sentidos ou idéias) para a hipófise – glândula mestra da regulagem de outras glândulas. O eixo HPA é comandado por outra glândula, a pineal, que produz melatonina, principalmente no período noturno. Esta substância é a responsável pela sinalização do ciclo dia e noite (ritmo circadiano[1]), além de sincronizar a liberação hormonal com o momento adequado. Assim, pela manhã, quando os níveis de melatonina diminuem, aumentam os outros hormônios, responsáveis por nos oferecer energia e vitalidade para as tarefas do dia.

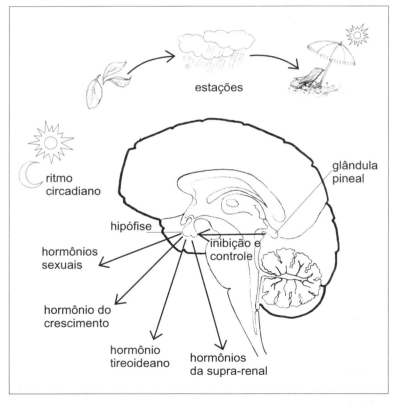

Figura 3. Glândula pineal: controladora de todo o eixo endócrino.

Essa sincrônica sinfonia hormonal vive seu apogeu em pessoas jovens (ou que têm suas características). É nessa fase que costumamos apresentar nossa melhor *performance* no que diz respeito à saúde, nível de energia e qualidade de vida. Repetindo: qualidade de vida e saúde dependem de nossa sinfonia hormonal, uma estrutura na qual os hormônios se mantêm em ciclos pulsáveis bem definidos e adaptados ao ciclo do dia e da noite, e em quantidades ideais para o funcionamento dos tecidos e órgãos alvos desses hormônios. Os que detêm a harmonia dessa sinfonia são aqueles que se mostram joviais e apresentam a coragem necessária para enfrentar os desafios da vida.

Com a descoberta dos antibióticos, aumentou muito a expectativa de vida do ser humano, que também se beneficiou com a melhora nas condições de nutrição, de saneamento e das vacinações em massa. Hoje em dia, no entanto, essa expectativa se mantém praticamente estacionada, independentemente das altas cifras despendidas nas mais sofisticadas tecnologias no âmbito da saúde. Isso nos leva a outra pergunta: não estaríamos simplesmente nos esquecendo de verificar hipóteses simples, como o impacto do estresse na qualidade de vida e na longevidade?

Dados importantes sobre esse assunto podem ser encontrados em estudos sobre as populações com altos índices de pessoas que atingem idades centenárias e que estão espalhadas pelo planeta. Podemos citar o exemplo dos hunzas. O deputado norte-americano Charlie Wilson revela que, quando esteve no Afeganistão, viajou por regiões montanhosas para conhecer esse povo que, apesar de enfrentar precárias condições de higiene e de ter pobres hábitos alimentares, apresenta um dos maiores índices de expectativa de vida do planeta (em média, 95 anos). Segundo Wilson, há vilas onde os idosos riem, saudáveis e vigorosos, apresentando a mesma disposição e otimismo dos jovens. São pessoas que experimentam uma vida isenta de estresse psíquico em função de uma excelente rede de suporte social que provê sua comunidade. O povo hunza se divide em pequenas aldeias administradas por uma espécie de prefeito e líder político, cuja função é a de resolver os problemas da comunidade em geral e conciliar seus interesses. O curioso é que, mesmo entre os centenários habitantes, os prefeitos – que são possivelmente submetidos a situações de estresse – raramente ultrapassam a marca dos 60 anos!

Há inúmeros exemplos que demonstram a influência do estresse, dos hormônios e da alimentação em nossa qualidade e expectativa de vida. Para melhor entender essa dinâmica, precisamos primeiramente compreender como, por que e para quem essa rede hormonal atua. Só assim podemos estabelecer parâmetros para uma vida melhor. É isso que procurarei explicar a você, leitor, da forma mais matemática e clara possível. Ou seja, como algo realmente concreto, longe de visões metafísicas.

O funcionamento dos hormônios

Levar o leitor pela mão, conduzindo-o através de caminhos pouco explorados na área da medicina, não é uma tarefa simples. Sobretudo quando esse leitor é leigo no assunto. Para que você possa entender os mecanismos básicos do equilíbrio emocional e da saúde, é necessário compreender, primeiramente, as peças que compõem esse jogo. O tema é complexo, mas tentarei facilitar sua compreensão e leitura dividindo-o em tópicos curtos.

O que tentarei lhe transmitir neste capítulo é o resultado de minha experiência clínica, baseada na dosagem dos hormônios, e o que ela retrata com relação ao estado emocional. Só assim posso identificar o tratamento adequado para cada paciente, seja reposição hormonal, drogas, suplementação nutricional ou alteração nos padrões de vida.

Por que não melhoro, doutor?

Sempre que digo aos pacientes que o perfil hormonal revela nossa forma de ser e de adoecer, costumo ouvir deles que seus hormônios haviam sido dosados e se situavam dentro da faixa considerada normal.

Contudo, quando se fala de números em relação a certos hormônios, os valores de referência dos laboratórios mostram, em alguns casos, uma grande diferença entre valores máximos e mínimos, e é importante compreendermos o significado real disso. Eles simplesmente refletem um dado estatístico sem relação com sintomas do campo emocional. O índice de normalidade de um dos mais importantes hormônios adaptadores do mecanismo de estresse, o cortisol, tem seu nível urinário considerado normal (pelo padrão de referência de alguns laboratórios) na faixa entre 5 e 60. Isso abrange praticamente 95% das pessoas, consideradas normais quando apresentam índices situados nessa faixa.

Na verdade, esses exames foram desenvolvidos para detectar alguma alteração glandular de grande porte ou até um possível tumor na glândula produtora daquele hormônio dosado. É claro que, no caso da existência de uma atrofia ou de um tumor hiperfuncionante, as taxas se apresentariam exageradamente fora dos padrões normais, indicando o problema. Entretanto, as alterações mais sutis, as que se revelam apenas por sintomas no campo psíquico, não têm suas referências indicadas nesses números, confundindo os pacientes.

Dosando hormônios

Dosar hormônios é um processo difícil, sobretudo em função de suas características próprias, com diferenças sensíveis nos períodos de liberação e grande oscilação dentro de nosso ritmo circadiano. Basta citar a dosagem do cortisol, cuja variação de liberação é muito alta. Seu pico acontece por voltas das 8 horas da manhã, e atinge o patamar mínimo perto de 23 horas ou meia-noite, mostrando grande diferença entre os números.

Podemos dizer que todos os demais hormônios apresentam pulsos em períodos específicos do dia. Os hormônios sexuais e o hormônio estimulante da glândula suprarrenal (ACTH) são bons exemplos disso. Eles atingem um pico de liberação no período da manhã, quando os níveis de melatonina diminuem. Já o hormônio do crescimento atinge seu maior nível no início da noite, na primeira fase do sono. Esses períodos variam também entre os indivíduos, dependendo de seus hábitos e do período do ano em que é feita a avaliação. Pessoas que invertem o ciclo natural, trabalhando à noite e dormindo durante o dia, adquirem um ritmo próprio de pulsos de liberação hormonal, apresentando um pico de atividade e de produção de cortisol à noite, com decréscimo no período da manhã, de forma contrária à que estamos acostumados a ver em pessoas com ritmo de trabalho padrão.

Outra dificuldade enfrentada para avaliar a atuação de um hormônio mediante a dosagem laboratorial é o fato de que nem sempre o número detectado significa a quantidade de hormônios que está em **funcionamento,** uma vez que, estocados na corrente sanguínea, e por estarem ligados a proteínas, eles não conseguem se ligar ao receptor.

Quando está ligado à proteína o hormônio não atua, serve apenas como estoque. Boa parte do cortisol, por exemplo, está ligado às proteínas. Quanto aos hormônios sexuais, vale dizer que grande percentual da testosterona também está ligado às proteínas. Uma delas, fabricada pelo fígado e chamada *sex hormone binding globuline* (SHBG), tem grande afinidade com os hormônios sexuais e adere mais fortemente ao estradiol do que à testosterona. Nos homens, para que o nível de testosterona circulante seja considerado bom, precisamos ter o SHBG baixo, ao redor de 25. Já as mulheres, que apresentam SHBG muito baixo, têm falta de estradiol em relação à testosterona. A taxa normal seria de 110, aproximadamente. A fim de identificar se determinado hormônio está circulante, é necessário saber a quantidade desse hormônio livre, solto, desligado de proteínas. É esse hormônio que entra em contato com o receptor e executa suas funções.

Alguns hormônios apresentam pulsos de liberação tão rápidos que é quase impossível medi-los diretamente, como ocorre com o hormônio do crescimento. A única maneira de fazê-lo é por meio do resultado desse pulso, e, nesse caso, temos outro hormônio chamado *insulin-like grown factor* (IGF1) – produzido pelo fígado, que nos indica a quantidade liberada de hormônio de crescimento. O IGF1 é mais estável e fica circulando pelo corpo por um período maior.

Sabe-se que a falta de certos hormônios (como testosterona ou hormônio tireoidiano) pode estar relacionada com a depressão, e pacientes que não respondem bem à ação de antidepressivos muitas vezes apresentam uma ótima resposta à reposição do hormônio tireoidiano – ainda que seu nível esteja dentro da normalidade nos testes laboratoriais. A taxa pode ser considerada normal, mas isso não significa que seja boa para aquele determinado paciente, naquele momento específico.

Uma vez que os hormônios se comportam diferentemente diante de situações experimentadas por nós, uma deficiência relativa pode surgir sem que nos apercebamos dela. Tomemos como exemplo o cortisol, que é mais solicitado em situações de estresse. Se ele não tem sua produção aumentada nesses momentos, surgem sintomas que sugerem sua deficiência.

À beira de um ataque de nervos

Como esses casos se mostram muito freqüentes, citarei o exemplo de uma paciente que aqui chamaremos de Maria. Na primeira consulta, ela apresentava um quadro depressivo grave, mostrava-se extremamente irritada, perdendo o controle até com o simples toque do telefone. Permanecia reclusa e evitava qualquer tipo de estímulo. Nos momentos de estresse, as reações eram de taquicardia, sudorese e extrema ansiedade. Seus exames mostravam baixos índices de cortisol. Em seus sonhos, apareciam imagens de insegurança, sugerindo impotência diante de tragédias que poderiam atingi-la. Isso me mostrou, logo de início, que dentro dela não havia ferramentas para enfrentar qualquer tipo de desafio. Imediatamente iniciei o tratamento com antidepressivos a fim de elevar os níveis de serotonina, lembrando que a serotonina é um dos estimulantes do cortisol. Como não obtive resposta, inclusive mediante a troca freqüente de medicação (como é de praxe nesses tratamentos), concluí que existia algum tipo de bloqueio na sincronia da resposta serotonina/cortisol. Parti então para a reposição direta do cortisol por meio do acetato de hidrocortisona, ao qual a paciente respondeu positivamente. Essa situação ficou estabilizada até que o aparecimento de um conflito familiar fez o quadro regredir à fase inicial do tratamento. Escalonei as dosagens do cortisol até a readaptação do organismo àquele estágio de estresse, devolvendo-lhe a tranqüilidade. Uma vez resolvido o conflito, foi possível retornar à dosagem anterior.

Colesterol e cortisol

Um dos exames clínicos associados ao risco de depressão e suicídio é o do colesterol. Baixas taxas indicam essa tendência, na medida em que o colesterol é a substância que dá origem ao cortisol (figura 4) e aos hormônios sexuais. Possivelmente, sua carência influencia a resposta ao estresse. Contudo, ao observarmos os números de um exame de colesterol, o que procuramos, de imediato, é sua vinculação com o risco cardíaco. Estabeleceu-se essa relação rapidamente em virtude das drogas hoje desenvolvidas para baixar o colesterol. Houve uma espécie de "corrida do ouro" por parte da indústria farmacêutica. No entanto, em relação a medicamentos que possam elevar o colesterol, não houve, até agora, nenhum interesse em seu desenvolvimento.

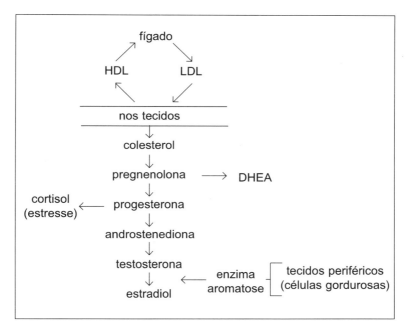

Figura 4. Ciclo e importância do cortisol como formador de grande parte dos hormônios. Note que os hormônios sexuais, de estresse e o DHEA têm origem comum.

Nas células do ovário, o colesterol forma a progesterona, que se transforma em estradiol e testosterona. Esse mesmo processo acontece no cérebro, e é por isso que meninas em idade reprodutiva apresentam, em geral, valores de colesterol superiores aos dos meninos.

O que é e como age o cortisol

O cortisol é um hormônio produzido pela glândula supra-renal e tem importância vital para o equilíbrio de nosso organismo – uma vez que ele controla e influencia diversas funções físicas e psíquicas. Na total falta dele, a morte ocorre em questão de horas! Sua influência é determinante no sistema imunitário, e quem desenvolve uma exagerada imunidade corre o risco de que o organismo se volte contra si próprio, desenvolvendo doenças auto-imunes. Para que isso não aconteça, o cortisol entra em ação dimensionando a imunidade. No que diz respeito aos processos inflamatórios, sabemos que são a resposta do organismo a qualquer tipo de agressão. Tomemos como exemplo a gripe. Quando o organismo é infectado pelo vírus, as partes visíveis do processo inflamatório surgem na forma de febre, mal-estar generalizado e dores no corpo, que têm, como mediadores, moléculas próprias (os chamados hormônios eicosanóides). Esses mediadores agem em nossa psique e causam aquela conhecida sensação de "estar doente", de certa forma semelhante à depressão. Uma das ações do cortisol é a de modular a produção desses agentes inflamatórios.

Devido a suas múltiplas funções, o cortisol é também um agente determinante dos níveis de açúcar do corpo. Na verdade, ele atua como um "poupador" de açúcar, deixando altos níveis de glicose disponíveis para o uso. A fim de compreender melhor esse processo, vale saber que a insulina leva o açúcar para dentro das células, e o cortisol, uma espécie de anti-insulina, poupa o açúcar para que ele possa circular livremente pelo corpo em níveis altos sem estar armazenado nas células – o que torna sua ação fundamental para o bem-estar psíquico, uma vez que o cérebro é o grande beneficiário da glicose circulante. Como exemplo, basta observarmos que os sintomas da hipoglicemia – tontura e fraqueza – ocorrem devido ao sofrimento energético do cérebro naquele momento.

Os sintomas de baixo nível de cortisol

Os portadores de baixas taxas de cortisol apresentam sintomas facilmente identificáveis, como fraqueza e compulsão por carboidratos e doces. Sentem-se fracos entre uma e outra refeição, chegando a ter tremores, um sintoma típico de hipoglicemia (queda de açúcar no organismo). Certamente você já ouviu dizer que o estresse engorda. E isso acontece mesmo, pois quando a supra-renal está "esgotada", o corpo "pede" a ingestão de carboidratos a fim de manter seu nível glicêmico. Quem nunca passou por isso? Como a formação do cortisol passa pela molécula da progesterona, boa parte das mulheres sente compulsão por doces durante a tensão pré-menstrual (TPM), período em que ocorre a queda do nível desse hormônio.

Em relação ao estresse, o cortisol atua como um adaptador. E quando falamos em estresse, listamos também aquele causado pelas atividades cotidianas. Gostaria de deixar bem claro que o cortisol não é somente um hormônio de estresse no campo psicológico; está relacionado também com nossa capacidade de ação como um todo, e, por isso, sua taxa é mais alta durante o dia, permitindo que realizemos as tarefas para as quais somos solicitados.

Em minha experiência profissional, tenho dosado a taxa de cortisol de vários pacientes procurando estabelecer um padrão que me permita fazer comparações com suas demandas psíquicas. No entanto, devo dizer que dosar o cortisol não é tarefa fácil, pois sua taxa sofre alterações no decorrer do dia em função de uma série de fatores. O simples fato de entrar no laboratório para colher o sangue e proceder à dosagem pode desencadear modificações e alterar seu padrão. É preciso também considerar a diferença entre a taxa colhida em uma situação normal de vida e aquela é colhida em uma situação de estresse.

Precisamos ainda ir além dos testes de cortisol plasmático e verificar o nível do cortisol que circula livremente pelo sangue. A única forma de determinar se o cortisol não está ligado à proteína, ou seja, se está livremente circulante e, portanto, atuante, é realizar testes de saliva ou de urina. Isso porque, para ser excretado, o cortisol deve estar livre. O teste de saliva nos informa o ritmo do cortisol, e o urinário, sua quantidade. Peço então que os testes de saliva sejam feitos em três etapas: às 8h, 16h e 23h.

O cérebro tem processos patológicos próprios, como viroses ou doenças auto-imunes, e também pode sofrer a conseqüência de anos de desbalanço hormonal, conforme vimos anteriormente. Existem provas incontestáveis disso, evidências que vêm intrigando os cientistas há muitos anos. Por isso é impossível diagnosticar todas as doenças com uma dosagem hormonal.

É sabido que portadores de depressão e doenças psiquiátricas graves geralmente terminam a vida apresentando um quadro demencial, e, nos quadros depressivos que levam à demência, esse resultado ocorre por excesso prolongado da ação do cortisol no cérebro. O processo consiste no seguinte: o cérebro é rico em receptores para cortisol, sobretudo em uma área chamada hipocampo, ligado à memória temporoespacial. Quando sofremos algum tipo de violência (um assalto em determinada rua, por exemplo), esse episódio traumático é acompanhado de liberação de cortisol, que sinaliza aquele lugar como sendo perigoso. Sempre que voltarmos àquela rua, receberemos uma mensagem do cérebro nos fazendo ressentir a periculosidade do local. É possível que você também já tenha experimentado essa sensação, que é mais um dos mecanismos auxiliares da sobrevivência.

Você provavelmente conhece alguém que sofre da doença de Alzheimer. Os sintomas iniciais se traduzem pela dificuldade de memorizar fatos recentes e de situar-se no tempo e espaço, associada a episódios de depressão. Esses sintomas são o reflexo de uma perda excessiva dos neurônios do hipocampo.

Em todo o eixo endócrino, o controle da liberação dos hormônios é feito por um processo chamado *feedback*, que se dá da seguinte forma: sempre que uma glândula produz um hormônio, alguns dos órgãos-alvo enviam sinais para que a glândula diminua ou interrompa a produção assim que ela atinja o nível desejado. Existe um trajeto natural, como acontece com a hipófise, que sinaliza a produção dos hormônios tireoidianos via TSH, bloqueando-os quando seu nível é suficiente.

Quanto menos hipocampo, mais cortisol

Um dos responsáveis pela ação de *feedback* do cortisol é o hipocampo. Quando o cortisol está muito alto e estimula de forma exagerada o hipocampo, este último tem seus neurônios destruídos. Um dos pesquisadores que estudou esse processo em macacos, Sapolsky, demonstrou claramente a diminuição da porcentagem de neurônios no hipocampo desses animais após estresse prolongado, uma vez que, em função desse estresse, foram extintos os neurônios que bloqueariam a produção do cortisol. Dá-se então um ciclo vicioso que destruirá os neurônios restantes, podendo desencadear o processo do mal de Alzheimer.

Isso não significa que as depressões associadas a baixas taxas de cortisol não comprometam o hipocampo, pois há indícios de que alguma estimulação desses receptores neuronais, por meio do cortisol, seja absolutamente necessária para a saúde das células do hipocampo – reforçando a idéia de que existe uma quantidade ideal de cortisol. Qualquer extremo, para mais ou para menos, seria prejudicial.

O excesso de cortisol prejudica os neurônios?

A resposta pode ser encontrada em um processo chamado neurotoxicidade, que, em última análise, é o excesso da formação de radicais livres dentro dos neurônios causado por excesso de estimulação deles. Boa parte da composição dos neurônios consiste de gordura, e esta oxida-se (enferruja) facilmente. Associado ao fato de que o cérebro tem poucas defesas antioxidantes, isso explica porque alguns idosos, apesar de fisicamente saudáveis, apresentam um quadro demencial.

Esse mesmo processo pode se dar em casos de esquizofrenia e de dependentes químicos não tratados, que sofrem a diminuição de sua capacidade intelectual no decorrer da doença.

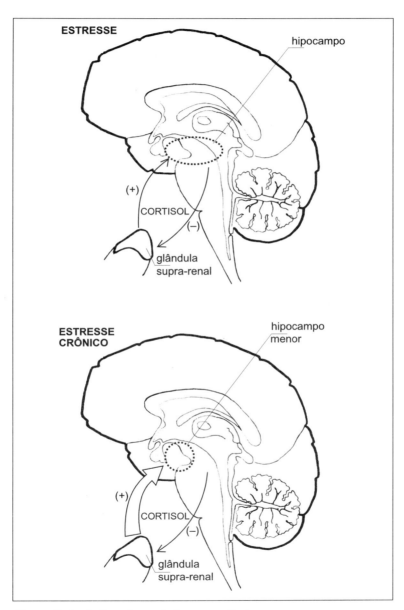

Figura 5. A relação entre o cérebro e o cortisol.

Como se cuidar

O corpo possui algumas defesas naturais contra os radicais livres, como as enzimas antioxidantes e a melatonina, capazes de neutralizar parcialmente os radicais livres. Outra forma de defesa vem de fora e consiste no consumo de vitaminas e antioxidantes naturais provenientes dos vegetais, como as vitaminas E e C e o ácido alfalipóico, entre muitos outros. Sabemos que essas substâncias antioxidantes se concentram nas frutas e na casca de árvores (como a canela). Trabalhos científicos ainda não chegaram a uma conclusão sobre esse tema, sobretudo em função de dificuldades metodológicas que possam determinar períodos e quantidades ideais para obtermos um efeito neuroprotetor eficaz.

Outra forma de defesa

Há uma corrente que defende a ingestão de gorduras polisaturadas, tal qual o ômega 3 (encontrada em peixes de águas frias, caso do salmão), como parte do tratamento da depressão e de outras doenças psiquiátricas. Isso porque a membrana neuronal incorpora a gordura proveniente da alimentação, e a capacidade de transmissão dos impulsos nervosos que passam pela membrana depende do tipo de gordura que ela incorporou. No caso das gorduras poli ou monossaturadas, o neurônio terá mais sensibilidade para a transmissão desse impulso nervoso.

Trabalhos científicos demonstram que o excesso de colesterol ou gordura saturada incorporada à membrana pode torná-la menos fluida. No entanto, atenção: esse colesterol é aquele produzido pelo fígado (LDL). O outro padrão de colesterol é resultante daquele que "sobrou", que não foi utilizado pelo corpo e se transformou em HDL. Aquele que ficou nos tecidos é a diferença entre um e outro. Daí vem o parâmetro que classifica o HDL como bom colesterol e o LDL como ruim.

O colesterol que "restou" pode se incorporar, em excesso, à membrana neuronal, o que explica o motivo de baixos índices de HDL estarem associados à depressão e aos riscos de suicídio. Entre as causas de HDL baixo podemos citar fatores genéticos e a resistência à insulina, causados pela falta de exercícios físicos e alimentação inadequada.

Isso, porém, não explica tudo. O cérebro pode ser vítima de vírus escondidos dentro dos neurônios ou de doenças auto-imunes que "matam" os neurônios. Como se trata de uma morte lenta, ao longo da "agonia" diversos distúrbios psiquiátricos podem se instalar, confundindo médicos e familiares. Tive um paciente que sofreu de distúrbios psiquiátricos durante uma década e cuja causa original era uma anemia hemolítica genética[2] que estava comprometendo a própria estrutura cerebral. Quando finalmente isso foi detectado, já não havia mais nada a fazer.

Padrões de depressão

Pude observar em minha experiência clínica que existem basicamente três quadros distintos em relação ao ritmo de cortisol nos pacientes depressivos: os que apresentam baixas taxas globais em todos os horários; os que apresentam perda do ritmo de cortisol à tarde que aumentam ainda mais à noite; e os que apresentam quedas acentuadas nos períodos da tarde e da noite.

Por meio dessas observações, constatei que, no primeiro caso, estamos lidando com depressões graves com perda de controle de impulsos, às vezes desencadeados por uma situação de estresse muito violenta, como uma cirurgia de grande porte ou a vivência de uma situação de trauma (assalto, acidentes). Esses casos podem mostrar resposta aos antidepressivos que aumentam a serotonina, mas também melhoram com a reposição do cortisol (acetato de hidrocortisona).

O segundo caso denota quadros caracterizados por sintomas de medo e pessimismo a partir do período da madrugada, interrompendo o sono. Essa situação ocorre mais freqüentemente com pessoas idosas ou que sofreram grandes decepções, sejam amorosas ou financeiras. Tais pacientes podem, então, piorar com drogas que aumentam a serotonina mas apresentar melhoras com drogas que bloqueiam o receptor 5HT2, anticonvulsionantes e lítio.

A terceira situação, mais freqüente, diz respeito a pacientes que vivem situações de estresse do dia-a-dia, como as pressões de trabalho. Observei que os períodos noturnos ou vespertinos, que agravam as situações de angústia, ocorrem simultaneamente com a queda do cortisol. Esses pacientes são os que apresentam boa resposta às drogas que provocam aumento de serotonina.

Situações psicológicas que causam o excesso de liberação do cortisol

Algumas ocorrências favorecem o aumento dos níveis basais do cortisol. Situações que podem ser reais ou imagi-

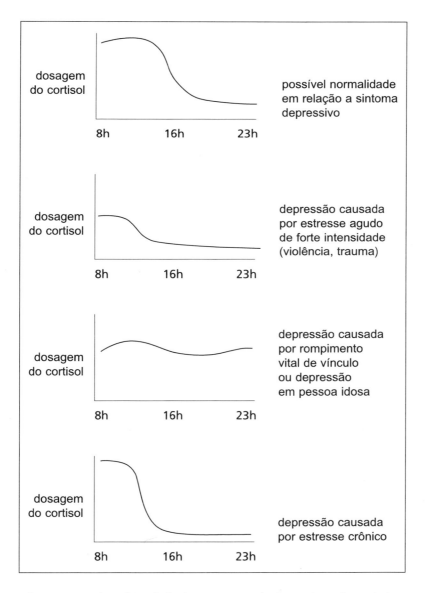

Figura 6. Possíveis "tipos" de depressão em relação ao ritmo do cortisol e suas possíveis causas.

nárias. Afinal, o ser humano tem essa capacidade. Entre elas, a perda de controle de alguma parte ou função do corpo devido a doenças graves ou cirurgias mutiladoras. Outros agentes que se relacionam com os aspectos psicológicos são o isolamento social, voluntário ou não, a incapacidade de compensar frustrações e a perda da capacidade de prever fatos. É interessante notar que todos os animais têm essa necessidade que, em algumas pessoas, pode atingir o nível da vidência.

O excesso de demanda de cortisol compromete outros sistemas hormonais, como observamos no caso de pessoas cronicamente estressadas cujo nível de hormônios sexuais e de crescimento se apresenta baixo. Isso explica o fato de crianças que vivem sob forte estresse não se desenvolverem adequadamente. Também é comum observarmos o aparecimento de gripes e resfriados após um período de estresse. Isso ocorre porque a ação do cortisol sobre o sistema imunitário é decisiva.

O DHEA e sua importância no aspecto emocional

O DHEA (dehidro-hepiandrosterona) é, junto com o cortisol, uma das principais substâncias fabricada pela suprarenal. De certa forma, trata-se do contraponto do cortisol, que, como vimos, é catabólico e, entre suas múltiplas funções, está a de consumir certas reservas do corpo, propiciando mecanismos de fuga. Já o DHEA age de forma oposta, podendo ser definido como um hormônio anabólico construtor.

As pessoas que apresentam um balanço positivo na relação entre DHEA e cortisol são destemidas, arrojadas e apresentam maior grau de agressividade. Quando, porém, o balanço pende para o lado do cortisol, o medo e a fuga são o tipo de reação mais constante. Portanto, além das dosagens absolutas, as relativas devem ser observadas. É por meio dessa relação que se desenha, na mente, a atuação psíquica e o comportamento. Enfrentar ou fugir, atacar ou se manter paralisado são posturas intimamente ligadas à relação entre os níveis de DHEA e de cortisol. Ainda não temos o número exato, mas imagine se descobríssemos essa proporção ideal. Que bom seria!

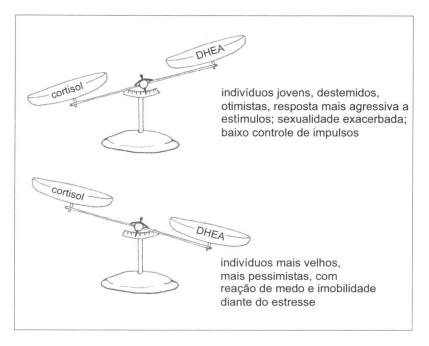

Figura 7. Balanço de DHEA e cortisol e sua importância para a saúde física e mental.

Sabemos então que as pessoas agitadas, agressivas e hiperativas geralmente apresentam DHEA alto. Quando isso está conjugado às baixas taxas de cortisol, ou seja, quando o desbalanceamento entre as duas é pronunciado, existe um favorecimento de comportamento agressivo com baixo controle dos impulsos – que, em um grau exacerbado, pode levar até mesmo a uma predisposição à prática de crimes.

O DHEA é um importante fator antidepressivo, que age como aliado principalmente dos que apresentam altas taxas de cortisol basal, pois, nesses casos, combate os sintomas de medo, insegurança e incapacidade de lidar com o estresse. Sua função no sistema imunitário também é relevante e está diretamente vinculada à questão do envelhecimento.

Outros hormônios

Prolatina

A prolatina é um importante mediador do balanço entre serotonina e dopamina, além de fazer a ponte entre esse balanço e os hormônios sexuais. Sua produção é bloqueada pela dopamina e estimulada pela serotonina.

A prolatina tem como uma de suas funções o bloqueio da produção dos hormônios sexuais, e, portanto, ela é liberada em momentos de estresse, quando há impossibilidade de uma reprodução segura. Outro momento ocorre durante a fase da amamentação, quando a reprodução de uma mulher que já está amamentando uma criança não seria desejável. Particularmente, tenho usado a análise dos níveis de prolatina como auxiliar na decisão do tipo de medicação que darei aos pacientes.

Melatonina

Sua ação é de fundamental importância dentro do equilíbrio do organismo, uma vez que possibilita nossa integração com o Universo, com o ritmo do dia e da noite e das estações do ano, determinando diferenças no comportamento do corpo nos diferentes períodos. A melatonina conta o tempo de nossa existência, como se fosse a areia da ampulheta da vida. A cada noite, a melatonina é liberada, proporcionando os sonhos e o relaxamento.

Ainda não sabemos com certeza como se dá seu processo de atuação, pois aparentemente ela não tem um receptor próprio; tudo nos leva a crer, porém, que uma de suas ações ocorre sobre a mitocôndria, que é nossa "usina particular" de energia, acumulando durante a noite o vigor necessário para ser gasto no dia seguinte.

Como uma espécie de regente da orquestra, a melatonina comanda o início dos ciclos hormonais que ocorrem a cada dia. É o ponteiro do nosso relógio biológico. Na infância, o índice de melatonina apresenta-se bastante alto e uma de suas ações, nessa fase, é a de bloquear os hormônios sexuais. Por esta razão, as crianças só desenvolvem sua sexualidade na fase da puberdade, com o decréscimo dos níveis de melatonina e a conseqüente liberação dos hormônios sexuais. Ao longo da vida, ela continua descendente, o que explica porque os velhos dormem menos.

Observo que pessoas que tomam melatonina exógena passam a sonhar mais e, por vezes, relatam o aumento da freqüência de pesadelos.

A glândula pineal, principal produtora da melatonina, é relacionada historicamente pelos místicos como sede de fenômenos espirituais. Isso pode sugerir, penso eu, que a melatonina também esteja ligada à capacidade de prever fatos, o que geralmente acontece por intermédio dos sonhos premonitórios. Recentemente, um paciente que iniciou o uso da melatonina relatou um fato que o havia surpreendido. Às vésperas de uma viagem, sonhou que corria desesperadamente atrás de um papel que fora perdido. No dia da viagem, constatou o extravio de um documento imprescindível para que seu filho menor de idade o pudesse acompanhar. Imediatamente e estarrecido, associou o sonho à realidade.

Hormônio do crescimento

O hormônio do crescimento, ou GH, é liberado pela hipófise em um pulso rápido (portanto de difícil mensuração) e tem duas ações distintas: a primeira possibilita o crescimento do corpo em sua totalidade; a segunda ocorre na fase adulta e apresenta uma função regenerativa dos tecidos gastos no dia-a-dia. Esse hormônio é liberado basicamente à noite, na fase de ondas lentas do sono, ou seja, logo que adormecemos, e sua ação tem grande importância no campo psicológico. É um dos responsáveis por nossa tranqüilidade e pela resistência ao estresse.

Freqüentemente as pessoas deprimidas apresentam baixa secreção de GH no período noturno, e aquelas cujo nível atinge os patamares mais baixos são as que demonstram forte tendência ao suicídio.

Recebemos mensagens claras dos hormônios, e, no caso específico do hormônio do crescimento, a mensagem enviada ao nosso organismo é: se você está estressado, está fugindo (cortisol alto) e não poderá dispor de outras ações hormonais que não sejam prioritárias naquele momento.

Hormônios sexuais

É incontestável que os hormônios sexuais são fundamentais para nosso bem-estar físico e mental. Isso pode ser observado claramente nos sintomas que as mulheres apresentam após a menopausa e também em homens com baixos níveis de testosterona.

O estradiol, por exemplo, é um hormônio derivado da testosterona, e ambos favorecem a ação da serotonina. Por essa razão, em muitos casos, somente o uso de antidepressivos se mostra incapaz de provocar a total remissão dos sintomas. Em contrapartida, a situação inversa, com o excesso de testosterona, pode provocar estado de ansiedade permanente. Isso acontece principalmente em mulheres, em duas fases da vida. Após a menopausa, na tentativa de repor os hormônios perdidos, a glândula supra-renal libera grande quantidade de testosterona, causando sinais de virilização (aumento de pêlos e queda de cabelos) e um tipo específico de depressão caracterizado por ansiedade decorrente da serotonina alta. Durante a juventude, pode ocorrer também elevação da testosterona, que, nessa fase, aparece sob a forma de espinhas, pele oleosa e aumento dos pêlos. No aspecto psicológico, ocorre uma grande e permanente ansiedade. Esse processo tem origem na alteração que atualmente promovemos em nossos ciclos naturais.

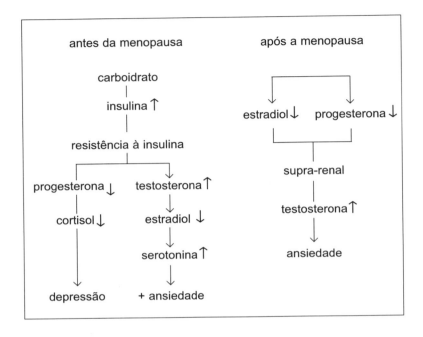

Figura 8. As alterações hormonais em mulheres.

Nas zonas temperadas, alimentos ricos em carboidratos só existem na natureza no verão, sinalizando o momento da reprodução e determinando que a mulher deve "estocar" gordura, que será queimada no inverno de modo a garantir sua sobrevivência e a do feto. Essa sinalização é feita pela quantidade de insulina circulante que, quando alta, propicia a armazenagem do carboidrato na forma de gordura. Com a elevação da insulina, outra mensagem é enviada ao sistema hormonal, dizendo que é hora de reproduzir e liberar altos níveis de testosterona, que ajudará na formação do estradiol. Nesse processo ocorre a diminuição de progesterona, hormônio que age diretamente como calmante do sistema emocional e, portanto, de cortisol. Daí imagina-se a profusão de sintomas emocionais que se seguem. Esse quadro é bastante conhecido como ovário policístico.

Mediante a ação de uma enzima chamada aromatase, muito comum no tecido adiposo, a testosterona pode se transformar em estradiol. Quanto mais obeso (ou seja, com alto índice de tecido adiposo) for o homem, menor será sua taxa de testosterona, porque boa parte dela terá sido transformada em estradiol. Isso comprova a importância da alimentação dentro do equilíbrio hormonal e, portanto, emocional.

Relatarei aqui, a título de exemplo, o caso de uma paciente de 12 anos que sofria de grande ansiedade culminada em pânico de ir à escola. Em seguida, ela passou a alternar períodos de depressão e ansiedade, agravados por insônia. Apresentava também um razoável aumento de peso. Os exames laboratoriais revelaram insulina e testosterona altas e baixas taxas de progesterona e cortisol. As drogas normalmente usadas nesses casos tiveram uma resposta média. Introduzi então uma droga para facilitar a diminuição da insulina e optei pela reposição de progesterona bio-idêntica. Sugeri a diminuição da ingestão de carboidratos, principalmente os que apresentam alto índice glicêmico.[3] Constatei que na dieta da paciente predominavam os carboidratos, pois a família receava que ela comesse ovos e carnes por acreditar que, no futuro, pudessem ser prejudiciais ao coração. Sem muitas opções alimentares, a menina ingeria grande quantidade de amido e açúcar. Após seis meses de tratamento, ela atingiu seu estado de normalidade, tornando possível a retirada das drogas.

Oxitocina, o hormônio das relações afetivas

Outro hormônio que influencia o equilíbrio emocional de forma primordial é a oxitocina, que é liberada no parto e atua sobre a musculatura das mamas e do útero. Ela pode ser estimulada por meio da manipulação dos mamilos e é chamada de hormônio do *attachment*, ou hormônio da ligação, do convívio, do relacionamento entre as pessoas. Quando nos sentimos à vontade, confortáveis e acolhidos por alguém, certamente ocorrerá em nosso corpo uma liberação de oxitocina, desencadeada pelo contato com essa pessoa. Mães e pais, ao verem o filho pela primeira vez, liberam grande quantidade desse hormônio tão intimamente conectado aos sentimentos. Essa liberação também se dá entre os casais felizes, revelando sentimentos de união, coesão e confiança.

Nos homens, a oxitocina pode eventualmente causar uma diminuição dos níveis de testosterona, mas, nas mulheres, ocorre o inverso. Nelas, esse hormônio libera testosterona, e esse é um dos motivos pelos quais elas geralmente necessitam ter confiança no parceiro a fim de se sentirem estimuladas a ter um relacionamento sexual com ele.

Hormônios tireoidianos

Como o nome já diz, eles são produzidos na glândula tireóide, situada na altura da base do pescoço e que obedece ao ritmo circadiano bem definido. Geralmente, a produção dos hormônios tireoidianos começa a aumentar no início da madrugada, com o estímulo do hipotálamo por intermédio do hormônio estimulante da tireóide (TSH), e uma de suas funções é a de esquentar e preparar nosso corpo para o despertar.

Ele atua como um acelerador do metabolismo, é termogênico e responsável pelo controle da velocidade das reações químicas dentro das células – por essa razão, todo o nosso corpo tem receptores para o hormônio tireoidiano.

Os hormônios tireoidianos influenciam, assim, todo o organismo, inclusive o cérebro. Existem vários tipos de hormônios tireoidianos. O que age diretamente sobre as células é o T3. Boa parte das pessoas que fazem reposição de hormônio tireoidiano toma o T4 (tetraiodotironina), que apresenta pouca atividade por ser uma espécie de pré-hormônio. É também o precursor do T3, num processo que é realizado pelo fígado. Certos pacientes com dificuldade de conversão do T4 em T3 necessitam da administração do T3.

Baixas taxas de hormônios tireoidianos são freqüentes porque a tireóide é uma glândula muito sensível às cargas tóxicas do meio ambiente. Sua ação costuma ser menos intensa entre as mulheres, que apresentam mais sintomas de hipotireoidismo do que os homens, uma vez que o estradiol "compete" com o hormônio tireoidiano. Na medida em que as mulheres apresentam maior concentração de estradiol, têm também maior dificuldade em manter a temperatura corpórea e são, em geral, mais sensíveis ao frio do que os homens.

Os hormônios tireoidianos também são muito importantes para o cérebro, especialmente para as funções de atenção, memória e processos cognitivos. Isso explica a razão de um dos sintomas do hipotireoidismo ser a baixa capacidade de concentração e de raciocínio, sinais encontrados em boa parte dos distúrbios psíquicos. O hormônio tireoidiano é uma espécie de curinga no balanceamento hormonal.

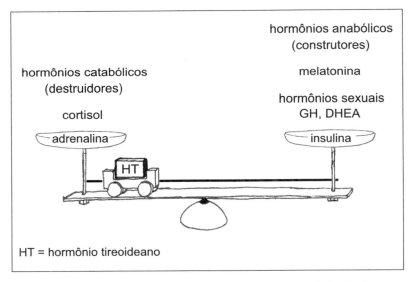

Figura 9. A importância do hormônio tireoidiano como regulador do sistema endócrino.

Existe uma relação bem conhecida entre hormônios tireoidianos e distúrbios afetivos, e isso se vê pela melhora de pacientes depressivos que recebem suplementação de hormônios tireoidianos – ainda que suas taxas estejam dentro do padrão de normalidade. O que pode estar acontecendo é uma alteração no ritmo de liberação, como ocorre com a maioria dos outros hormônios em pacientes gravemente depressivos, conforme observamos em relação ao cortisol. Nesses casos, minha experiência com a reposição demonstrou resultados positivos.

Os neurotransmissores

Eles agem de forma interligada e desempenham diferentes papéis, todos muito importantes. A serotonina, por exemplo, é um neurotransmissor (NT) que desempenha papel fundamental no corpo, influenciando as emoções, sensações, o sistema imunitário e endócrino. Boa parte dela encontra-se espalhada pelo corpo, mas apenas 5% dela estão no cérebro. Os outros 95% permanecem circulantes no sangue, e só 1% ou 2% desse total se encontram de forma **livre**. O restante fica armazenado dentro das plaquetas (pequenos corpúsculos), responsáveis pela coagulação sanguínea. A razão pela qual a serotonina não pode circular livremente no plasma é sua ação vasoconstritora. Ninguém pode sobreviver com uma grande quantidade de serotonina circulante. Exemplo disso é o choque anafilático, um quadro grave que pode ser fatal.

A ação da serotonina no corpo é bastante complexa e às vezes contraditória, pois envolve vários órgãos e sistemas que possuem receptores específicos para ela. No campo emocional, a serotonina apresenta uma estreita ligação com a depressão e com as doenças afetivas. Na década de 1970, a pesquisadora sueca Marie Asberg apresentou um trabalho impressionante demonstrando que suicidas tinham, dentro do líquido encéfalo-raquidiano (líquido que envolve o cérebro), menor quantidade de serotonina do que as pessoas cuja morte havia se dado por outras causas.

A serotonina age como uma espécie de filtro das sensações que chegam ao nosso consciente. Desse modo, as drogas que promovem aumento da serotonina são usadas quando é indicada a diminuição das sensações de fome e dor. Tais drogas podem minimizar os sintomas de ansiedade graças a uma ação antagônica sobre outros NTs estimulantes de ansiedade, como a dopamina e a adrenalina.

A serotonina age também como marcadora do período de luminosidade, dando origem, à noite, à melatonina, responsável pela facilitação do sono. Em geral, as doenças afetivas têm íntima relação tanto com as estações do ano, devido às variações de período de luminosidade durante os dias, quanto o ciclo dia/noite. Algumas pessoas se mostram depressivas em dias de pouca luz (durante o inverno, quando os dias são mais curtos). As estatísticas de suicídio apontam um aumento da incidência no período do inverno (entre as mulheres) e no final do verão. Isso nos obriga a reformular conceitos, uma vez que a ação da serotonina mostra-se contraditória. Se ela provoca maior índice de depressão entre as mulheres no inverno, certamente é porque recebe influência do padrão hormonal feminino. Por isso, a depressão não pode ser vista como uma "entidade" única. E, portanto, cada tratamento deve ser específico para determinado "tipo" de depressão.

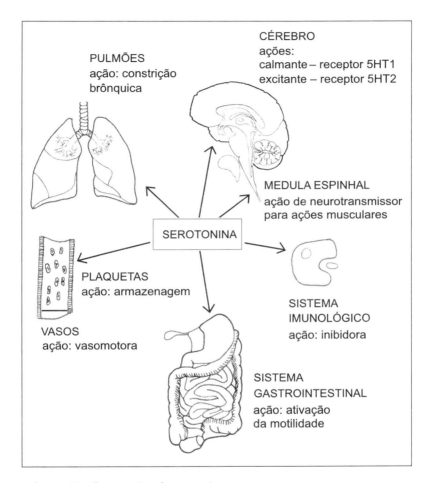

Figura 10. Alvos e ações da serotonina.

Serotonina e antidepressivos

A resposta terapêutica aos antidepressivos dificilmente ultrapassa a marca dos 60% de eficácia. E os antidepressivos apresentam, em relação à serotonina, perfis bem diferentes uns dos outros. Alguns deles, por exemplo, aumentam a quantidade de serotonina circulante (fluoxetina, sertralina, citalopran, paroxetina). Outros diminuem a quantidade de serotonina circulante (tianeptina), e há ainda aqueles que bloqueiam receptores de serotonina (mirtazapina). Isso reforça a idéia de que não existe uma depressão, e sim vários tipos de depressão com origens e sintomas diversos.

A multiplicidade de sintomas também confirma essa hipótese, uma vez que eles se mostram de forma oposta, como por exemplo: insônia x sonolência; astenia x ansiedade; piora no período da manhã x piora no período da tarde; inapetência x hiperfagia; agressividade x passividade etc.

Muitas vezes ficamos perplexos ao ler a bula dos antidepressivos. Algumas indicam que há risco de aumento de ansiedade e até mesmo suicídio. Como é possível que uma droga desenvolvida para aliviar ou eliminar sintomas de desequilíbrio emocional possa ter efeito contrário, exacerbando-os? Tudo isso mostra o tipo de abordagem pouco esclarecedora com que os distúrbios afetivos vêm sendo tratados.

Uma das causas dessa multiplicidade se deve aos inúmeros receptores para a serotonina localizados no cérebro e em vários órgãos. Os receptores agem como um sistema chave e fechadura. Uma vez encaixados, provocam uma ação dentro da célula específica, que pode ser distinta, variando de acordo com o tipo de receptor e o tipo de célula a ser estimulada.

Atualmente, o desenvolvimento de drogas antidepressivas ou com a finalidade de combater distúrbios psiquiátricos é feito mediante escalas de avaliação de sintomas, sem levar em conta as possíveis causas ligadas aos NTs ou aos hormônios. Isso talvez explique porque os índices de morte por suicídio permaneçam elevados (em certas faixas etárias) apesar de todo o esforço para descobrir novas drogas.

A fim de estabelecer uma metodologia mais eficiente no manejo da depressão, há necessidade de uma nova abordagem. Se pudéssemos estabelecer a relação entre os diversos hormônios e NTs, quem sabe não constataríamos doenças distintas e que hoje são incluídas em uma mesma categoria diagnóstica?

Problemas diferentes pedem diferentes soluções

Por meio de minha experiência, verifiquei três tipos distintos de distúrbios serotonérgicos. O primeiro é uma deficiência absoluta, com sintomas de muita angústia e a sensação de aperto no peito, perda de controle dos impulsos, agressividade auto ou heterodirecionada, insônia grave dificuldade em conciliar o sono e idéias suicidas. O segundo acusa uma deficiência relativa diante de outros NTs (catecolaminas), causando basicamente ansiedade, cansaço e dores, que costumam piorar no final da tarde, quando surge a necessidade de ingerir doces ou carboidratos. Esses pacientes podem apresentar um padrão de sono superficial, com várias interrupções durante a noite. Finalmente, o terceiro é decorrente do excesso de serotonina ou de estimulação dos receptores serotonérgicos tipo 5HT2, e causa outra forma de ansiedade, mais severa, ligada à exacerbação do estado de alerta e à sensação de não conseguir relaxar. Ocorre também inapetência, que muitas vezes atinge o grau de intolerância alimentar, provocando drástico emagrecimento. A mente é povoada por idéias pessimistas permeadas por medo e insegurança em relação ao futuro, num quadro que inclui insônia após o despertar no início da madrugada – período no qual os sintomas pioram.

As diferenças no padrão do sono podem ser o reflexo de um possível tipo de comportamento decorrente da proporção entre a melatonina e a serotonina, seu precursor.

Ainda não encontrei nenhum trabalho científico que comparasse as correlações entre serotonina e melatonina e os tipos de insônia. Portanto, os dados aqui demonstrados foram baseados unicamente em minhas observações clínicas.

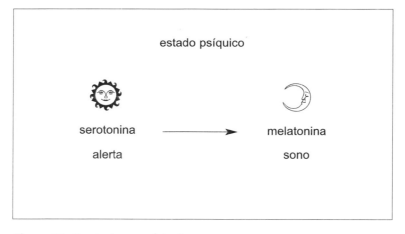

Figura 11. Serotonina e melatonina.

Os receptores de serotonina

Entre os receptores de serotonina relacionados com os quadros descritos anteriormente, podemos citar dois tipos mais importantes: o 5HT1 e o 5HT2. O 5HT1 está associado à quantidade de serotonina a ser liberada pelas vias serotonérgicas do cérebro. Está localizado em uma área do neurônio chamado dendrito, e é a quantidade de receptores existentes nessa área que determina a quantidade de liberação de serotonina. Quanto maior o número de receptores 5HT1, menor a quantidade de serotonina liberada. E vice-versa.

As drogas antidepressivas conhecidas como inibidoras seletivas de captação de serotonina agem favorecendo o aumento da quantidade de serotonina nessa área e diminuindo o número de receptores 5HT1, em um processo conhecido por *down regulator*: quanto mais serotonina naquela área, menos receptores serão produzidos pelo neurônio, numa maneira natural de adaptar a quantidade de serotonina a ser liberada. Em um ambiente de pouca serotonina, o neurônio terá muitos receptores. A partir de certo momento, esse excesso de receptores sinalizará ao neurônio a necessidade de interromper a produção de serotonina, resultando nos estados de deficiência citados, que podem ocorrer de forma progressiva e culminar em uma deficiência grave.

Já o receptor 5HT2, localizado no corpo do neurônio, é o responsável pelos sintomas que refletem os estados de excesso de serotonina. Tais sintomas estão associados a reações básicas de fuga, como as exigidas diante de uma situação de perigo iminente. Em função disso, ocorre inapetência, insônia e medo. Concomitantemente ao estímulo do receptor 5HT2, dá-se a liberação do cortisol, hormônio produzido pelas glândulas supra-renais e associado a outras adaptações físicas e psicológicas nesse processo de preparação da fuga. Portanto, as drogas que agem como bloqueadoras desse receptor restauram o estado anterior.

Devido às razões citadas anteriormente, o caminho para dosar a quantidade de serotonina do cérebro se mostra inviável mediante uma simples dosagem plasmática. Para isso, seria necessário fazer a dosagem no liquido encéfalo-raquidiano, o que, por razões de procedimento, não é realizado na prática clínica.

Serotonina e cortisol

A fim de determinar se a depressão é ligada aos receptores 5HT1 e 5HT2, tenho usado como parâmetro a dosagem do cortisol, aquele hormônio produzido pela glândula supra-renal. A serotonina é, possivelmente, um dos responsáveis pelo controle da liberação do cortisol (ainda que existam vários outros); além disso, o cortisol também exerce uma ação reguladora sobre a serotonina, influenciando os receptores 5HT1. Percebemos que pode haver um sistema de controle mútuo entre os dois, e isso nos explica porque estados de ansiedade causados pelo estresse podem levar à depressão (veja Figura 11). Na prática clínica, por vezes é muito difícil identificar em qual fase do processo o paciente se encontra em determinado momento.

Pesquisas demonstram que as alterações do nível de serotonina estão ligadas ao aparecimento ou agravamento de doenças. E isso acontece porque existem basicamente dois tipos de imunidade. A primeira, chamada TH1, nos defende contra tumores e infecções por intermédio de células que

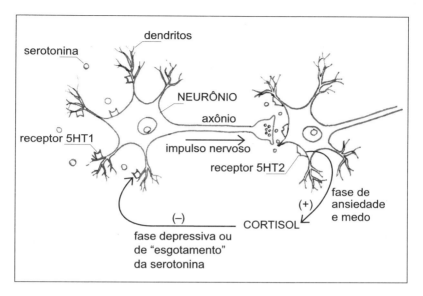

Figura 12. As relações entre serotonina, cortisol, ansiedade, depressão e estresse.

"engolem" tanto os microorganismos quanto as outras células comprometidas.

Já a imunidade TH2 apresenta outro tipo de mecanismo e se dá mediante a produção de anticorpos (moléculas que atacam e destroem qualquer substância estranha ao corpo). Ela foi desenvolvida ao longo da evolução das espécies com a finalidade de nos defender de parasitas.

As alterações da imunidade TH1 favorecem o aparecimento de infecções em geral e do câncer. Já as alterações do TH2 estão quase sempre ligadas às alergias e às doenças autoimunes. Estamos familiarizados com a expressão "queda de imunidade" e sabemos que ela nos torna vulneráveis às gripes e infecções, mas é difícil para o leigo entender que o excesso de imunidade também pode causar doenças. Quando esse excesso é causado pela exacerbação do sistema TH2, o exagero na produção de anticorpos atacará qualquer substância estranha ao corpo – mesmo as mais inofensivas, como a poeira –, provocando quadros alérgicos. Outro aspecto mais grave desse processo ocorre quando a produção de anticorpos atua contra o próprio corpo e provoca as chamadas doenças auto-imunes, entre as quais o Lupus[4], a tireoidite de Hashimoto[5] e a esclerose múltipla.

O estresse e as doenças

Diversos problemas surgem simplesmente devido às alterações por excesso ou diminuição de serotonina, catecolaminas e cortisol. Doenças específicas podem ser desencadeadas por alterações de substâncias específicas.

Estatisticamente, vemos que os idosos apresentam maior incidência de câncer após a perda de algum elemento importante em sua vida, enquanto nas pessoas mais jovens que passam por um processo de estresse observamos o aparecimento ou agravamento das doenças auto-imunes, como a diabate tipo 1 e a doença de Chron. Creio que a resposta hormonal dos idosos diante do estresse culmina na tentativa de fuga do desafio, provocando uma hiper-estimulação da serotonina e do cortisol e a conseqüente queda da imunidade TH1, facilitando, em pessoas geneticamente predispostas, o aparecimento das doenças como câncer e infecções graves. Em contrapartida, os jovens confrontados com desafios têm uma resposta direcionada para a diminuição da serotonina e do cortisol, o que psicologicamente se reflete na perda de controle dos impulsos, favorecendo uma postura agressiva e de luta. Está demonstrado que os criminosos mais perigosos apresentam baixos índices de cortisol basal e alterações serotonérgicas. Isso nos leva a concluir que quando a tendência é lutar, o sistema integrado de defesa contra o estresse acelera a produção de anticorpos e da adrenalina, mais um adaptador da luta.

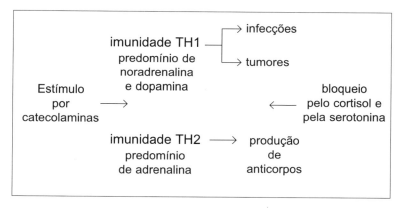

Figura 13. Tipos hipotéticos de imunidade e possíveis inter-relações entre os neurotransmissores.

Exceções

Parece inevitável que agora você esteja se questionando onde se encaixam as exceções. Obviamente, estamos abordando aqui apenas uma forma genérica de pensar, mas é preciso ressaltar que outros fatores devem ser considerados – como os genéticos, por exemplo.

Ainda falando sobre a ação da serotonina, outro sistema que tem grande parte de sua função e mobilidade controlada por ela é o gastrointestinal. A movimentação dos alimentos ingeridos está relacionada com a serotonina e com os receptores 5HT3 e 4. O estímulo dos receptores desse sistema causa aumento de sua mobilidade, e é por isso que as drogas antidepressivas podem ocasionar sintomas como vômitos e diarréias.

Em função da propriedade vasomotora da serotonina, vale lembrar que ela tem estreita ligação com os estados de enxaqueca. Boa parte das drogas desenvolvidas para combatê-la agem como liberadoras de serotonina. Outra de suas ações é a constrição dos brônquios, o que explica sua relação com asma.

No cérebro, a serotonina provoca uma ação específica dentro da célula, ação sempre ligada à produção de alguma substância ou dela própria, além da formação de novos receptores e de outras matérias-primas importantes para o funcionamento das células e, principalmente, de fatores de crescimento neuronal, que fazem aumentar o número de ramificações e a conexão entre os vários neurônios.

Pergunto-me, então, até que ponto o estreitamento da visão do campo existencial (sensação de falta de opções na vida) nas pessoas depressivas não estaria ligado à baixa ramificação dos neurônios. A simples presença da serotonina não garante o funcionamento do sistema. Ela necessita de outras substâncias para fazer a ligação entre a superfície da célula e a mensagem a ser recebida por seu núcleo – lugar onde se inicia o processo de produção dos fatores do crescimento neuronal. Entre os aliados da serotonina, o estradiol é um dos mais importantes, explicando assim a razão da incidência da depressão de difícil tratamento em mulheres que atingiram a menopausa.

As catecolaminas e o equilíbrio emocional

As catecolaminas pertencem a uma classe de substâncias cuja ação é basicamente excitante, tanto no nível psicológico quanto no de estímulo do funcionamento do sistema simpático e do sistema imunitário. Sua função básica é preparar o corpo e a mente para uma resposta imediata ao estresse, por meio do aumento da atenção e da percepção de que algo estranho possa acontecer ou está acontecendo a nossa volta, e da conseqüente ativação do corpo para uma possível ação – podendo alterar a freqüência cardíaca ou a pressão arterial.

Algumas substâncias do grupo das catecolaminas são produzidas pelo sistema nervoso central, especialmente a dopamina e a noradrenalina. Já a adrenalina é produzida principalmente pela glândula supra-renal. Os hormônios tireoidianos, produzidos pela tireóide, são também uma espécie de catecolamina.

Veremos agora a atuação de algumas catecolaminas no aparelho psicológico e no corpo como um todo.

Noradrenalina

É uma catecolamina intimamente relacionada com o controle da serotonina, e também com a atenção e a memória. Elas se interligam por uma espécie de ponte que se conecta com a via da noradrenalina, e esse processo de interligação age como freio ou acelerador do sistema serotonérgico por intermédio de receptores próprios que podem liberá-la ou não. Por sua importância, a noradrenalina costuma estar presente nas drogas antidepressivas (bupropiona), uma vez que certos tipos de estresse são responsáveis pelo esgotamento de seus níveis. Os sintomas decorrentes desse esgotamento incluem dificuldade de concentração e perda de memória. Se um indivíduo vive longos períodos que demandam estado de atenção permanente, ele poderá apresentar, a partir de certo momento, um esgotamento deste sistema noradrenérgico, com conseqüente dificuldade de concentração e memorização, além de alterações serotonérgicas que levam à depressão. No campo da imunidade, a diminuição relativa dos níveis de noradrenalina pode provocar queda da imunidade do tipo TH1, favorecendo o aparecimento de infecções graves. Em minha experiência clínica como psiquiatra hospitalar, observei alguns casos de aparecimento de infecções graves, como a tuberculose, após períodos de tensões prolongadas.

Dopamina

Assim como a noradrenalina, a dopamina age no campo da atenção, mas sua atuação abrange também as atividades sexuais e o prazer. Ela é o NT da "saliência do ambiente", responsável por detectar as alterações do meio, sejam elas relevantes ou não. Quando solicitada, sofre um aumento que nos obriga a fixar a atenção em determinado fato, colocando em ação mecanismos de memória comparativa. O objetivo é nos "avisar" se corremos ou não algum tipo de perigo.

No cérebro existe um centro de gratificação e prazer, e a dopamina é seu principal combustível. Sempre que vivemos uma situação agradável, liberamos dopamina, estimulando esse centro. A liberação pode ser decorrente de pe-

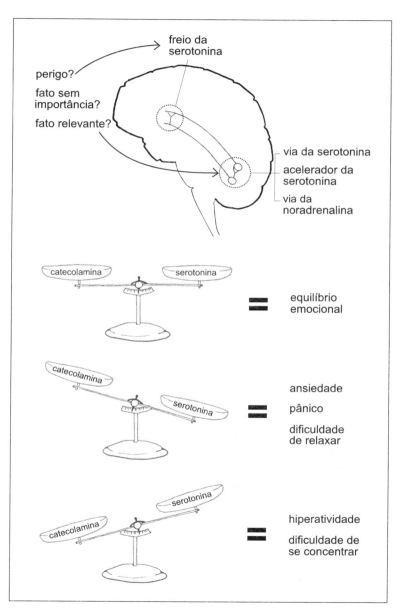

Figura 14. A inter-relação entre as catecolaminas e a serotonina.

quenas atividades cotidianas, como comer, comprar ou praticar um esporte, e até de comportamentos mais compulsivos, como o jogo. Cada um de nós pode atribuir níveis de prazer aos mais variados tipos de comportamento e atuação, proporcionais aos níveis de dopamina liberados.

Todas as drogas (inclusive o álcool e o cigarro) estimulam o centro do prazer. Algumas, como a cocaína, causam maior dependência por liberarem diretamente a dopamina nessa área cerebral, tornando seu abandono extremamente difícil, já que nenhum outro prazer será equivalente à sensação que ela causa. Essa situação me remete ao caso de um paciente que, mesmo após dez anos de abstinência, ainda sonhava estar usando a droga.

Pessoas que apresentam baixo funcionamento desse centro de prazer e gratificação costumam ser atingidas por uma forte sensação de tédio quando estão ociosas. Isso as obriga a buscar permanentemente qualquer estímulo, inclusive drogas que causem liberação de dopamina.

A estratégia usada para o tratamento de todas as condições patológicas associadas às situações descritas anteriormente se baseia no aumento de dopamina no cérebro.

Outro aspecto importante ligado à ação das catecolaminas é a consciência da sensação de tempo. Diversos trabalhos nos mostram que, quanto menor a quantidade de dopamina, mais lento é o passar do tempo. Pessoas que carecem de dopamina são ansiosas e hiperativas e têm dificuldade de lidar com as situações-padrão porque sentem monotonia ou tédio. Apresentam também dificuldade de concentração, de assistir às aulas e de permanecer sentadas durante muito tempo.

Por outro lado, existem doenças causadas pelo excesso de manifestação dopaminérgica. Essas doenças são as psicoses. Alguém que vive em permanente estado de alerta, percebendo, a cada momento, aquilo que se passa a sua volta e lhe conferindo relevância exagerada pode estar no início de uma manifestação psicótica. Por exemplo, alguém que tenha uma reação desproporcional à simples passagem de um carro da polícia, um fato corriqueiro que não chamaria a atenção dos que não apresentam esse aumento de dopamina. Para essa pessoa, tal acontecimento transforma-se em dúvida e posteriormente em certeza de estar sendo perseguida pelos policiais. Pessoas como esta procuram, na memória, justificativas para as causas dessa "perseguição". Chamamos a isso delírio ou alucinação. Os portadores de excesso de dopamina podem ouvir vozes, acreditar em fatos que só existem em sua imaginação e conferir perigo às situações triviais, imaginando que tudo e todos estão contra eles, ainda que alertados de que tudo isso é irreal. Nesses casos, as drogas bloqueadoras dos receptores da dopamina, os neurolépticos, são as indicadas.

O sistema dopaminérgico é fundamental para a vida, inclusive sob o aspecto do controle hormonal. A dopamina participa do processo de liberação dos hormônios sexuais, com seu nível descrescendo à medida que envelhecemos, explicando, em parte, a diminuição da produção dos hormônios sexuais e a maior dificuldade de encontrar situações de prazer. Isso poderia estar relacionado com o aumento do alcoolismo nessa faixa etária.

É interessante notar que as situações que nos trazem prazer aumentam os hormônios sexuais, e, portanto, a qualidade e o estilo de vida adotados são fundamentais para garantir sua produção. Imagine alguém que viva ou se imagine isolado, sem estímulos tanto sexuais quanto quaisquer outros ligados ao prazer. Fatalmente sua produção de hormônios sexuais decrescerá como forma de enviar a ele uma mensagem que significa claramente: sem estímulo, não há razão para a produção desses hormônios. Em minha clínica, observo que pessoas envolvidas em relacionamentos apáticos acabam comprometendo sua qualidade de vida, uma vez que a ação dos hormônios sexuais tem ação importante na manutenção da saúde física e mental.

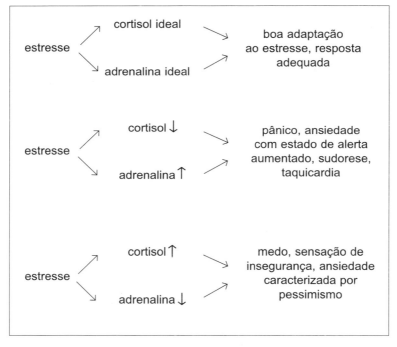

Figura 15. Tipos de resposta ao estresse e sintomas.

Adrenalina

Finalmente temos a adrenalina, que é secretada pela glândula supra-renal em momentos de perigo iminente, ou quando nosso corpo precisa se preparar para algum outro tipo de ação imediata.

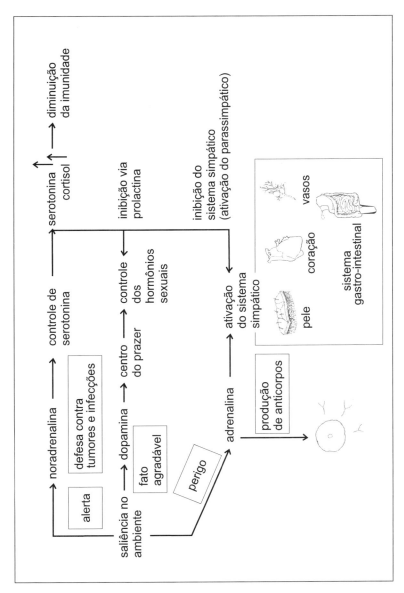

Figura 16. Ação das catecolaminas sobre o estresse e a imunidade.

Os que já vivenciaram episódios de pânico conhecem alguns dos sintomas que ela provoca: taquicardia, sudorese, sensação de arrepio na pele, além de intenso estado de ansiedade.

Nos momentos de estresse prolongado ou de forte intensidade, quando o cortisol e a serotonina não apresentam níveis suficientes para a adaptação do corpo e da mente, a adrenalina entra em cena como uma espécie de último recurso para a fuga.

3

A mente e o equilíbrio hormonal

Na metade da década de 1970, quando eu iniciava meu curso de medicina e estudava as diferentes partes do cérebro, sempre me perguntava em qual dos compartimentos estariam localizados os sentimentos. Naquela época, a ciência caminhava para localizar cada função da mente em um núcleo determinado de neurônios. Hoje, porém, já temos uma noção mais dinâmica do funcionamento do cérebro e sabemos que as funções podem ser difusas e resultantes da integração de vários centros, uma espécie de sopa físico-química.

Nesse processo difuso, que recebe a influência de outros órgãos e sistemas, inclusive da rede hormonal, uma pergunta se faz necessária: seriam as representações emocionais (acompanhadas de imagens mentais) que influenciam nosso corpo, interferindo no perfil hormonal, ou seria esse perfil o responsável por criar mudanças na mente?

Exemplos da ação dos hormônios sobre a mente são bem claros, e um deles é o dos jovens atingidos por um bombardeio de testosterona que os leva a imaginar incontáveis fantasias sexuais.

Recentemente, assistindo a um programa de televisão, interessei-me por mais um caso de bebês trocados na maternidade da periferia de uma cidade brasileira. Discutia-se a dificuldade de destrocar as crianças após onze meses de convívio com as famílias não originais. As mães entrevistadas diziam que cada criança representava TUDO para elas e que não suportariam a saudade após a troca, já determinada pela justiça. Era claro o poder da oxitocina nas imagens, assim como as representações mentais daquelas mulheres – imagens surgidas no primeiro instante em que aquelas crianças foram percebidas pelas "mães e pais", independentemente de qualquer mecanismo genético. Esse caso mostra claramente como uma imagem captada em determinado momento pode moldar uma situação hormonal.

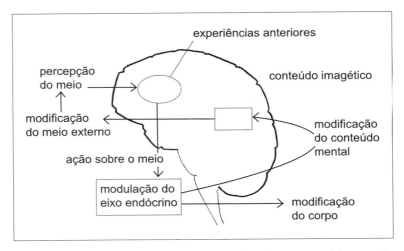

Figura 17. Possível inter-relação entre vivências, hormônios e conteúdos mentais.

Uma vez que os sonhos são reveladores de conteúdos mentais, pergunto-me constantemente sobre a relação de suas mensagens com o perfil hormonal. Observei que pessoas com perfis hormonais caracterizados pela predominância de hormônios de "ataque" (DHEA, testosterona) sonham que estão em luta, liberando agressividade. Já os sonhos daqueles que estão em postura de fuga (cortisol alto) geralmente retratam situações de perseguição, momentos de desespero com a presença de monstros ou de outras criaturas terríveis. Indagando sobre o tipo de sonho dos pacientes com eixo HPA "esgotado" (cortisol baixo), observo que eles revelam medo de não conseguir se defender diante de situações de perigo iminente.

Imagens mentais

Izabel Telles, competente pesquisadora dos conteúdos mentais (e a única que conheço aqui no Brasil), tem me solicitado avaliações de pacientes quando detecta neles figuras e representações de conteúdo mental que se mostram ligadas a sintomas psiquiátricos.

Num dos casos em que trabalhamos juntos, a paciente apresentava um conteúdo ideativo relacionado com o medo de ser envolvida em alguma tragédia iminente. A avaliação de seu perfil hormonal revelou sua impossibilidade de resposta a qualquer forma de estresse, uma vez que seus níveis de cortisol já estavam muito baixos. Dessa forma, novamente as imagens mentais agiram como um espelho de nosso perfil hormonal.

Uma pergunta dupla permanecerá pairando no ar: de que forma, então, ocorre essa interação entre o perfil hormonal e as figuras imagéticas? O que vem primeiro, o ovo ou a galinha?

A pergunta seguinte é: como alterar nosso perfil hormonal por meio de mudanças de postura perante a vida, incluindo-se aí ações, idéias e imagens mentais?

Um trabalho sobre os níveis de DHEA realizado com atletas que se preparavam para uma competição mostrou que o treino fez aumentar seus níveis de DHEA. Os atletas que obtiveram melhores resultados foram aqueles cujos níveis de DHEA revelaram-se mais elevados, uma demonstração clara de que o treino pode desempenhar esse papel. E quanto aos processos psicoterápicos? Não poderiam também fazer esse trabalho? Será útil colocar todos os pacientes em um tipo padronizado de terapia?

Constato que quando um paciente se sente isolado em determinado momento da vida – ou vivendo uma situação caótica em que esteja à mercê de circunstâncias aleatórias –, ele geralmente apresenta altos níveis de cortisol. De que técnicas psicológicas podemos lançar mão para baixar imediatamente esses níveis? Sabemos que a meditação ou o foco em atividades que nos dão prazer são atitudes saudáveis para compensar frustrações. Certamente baixarão os níveis dos hormônios de estresse e agirão como antidepressivos. Parece-me óbvia a necessidade de focar a demanda do paciente específico, de acordo com seu balanço hormonal, buscando saber o que cada um, em particular, necessita.

Cada pessoa se adapta melhor a uma determinada atividade, que deve ser usada como elemento reequilibrador (a exemplo do futebol no fim de semana). Perder um elemento equilibrador é sinônimo de perigo, já que ele pode "segurar" nosso nível de cortisol. É comum vermos pacientes que se sentem infelizes quando obrigados a abrir mão de algum elemento equilibrador, ainda que isso provenha de uma opção deles – como o casamento, que poderá excluí-lo do jogo de futebol com os amigos. No momento em que isso acontece, surge a necessidade de uma reestruturação do sistema de equilíbrio, de acordo com as novas demandas, a fim de que a harmonia seja reconquistada.

Suplementos nutricionais

No reino vegetal, encontramos suplementos nutricionais que podem ser úteis ao equilíbrio hormonal. Isso porque as plantas têm estrutura hormonal semelhante à dos animais e produzem fitormônios – moléculas químicas que estimulam nossos receptores. O fitoestrógeno que existe na soja, por exemplo, tem sido muito usado como opção de reposição hormonal em mulheres na menopausa. Quanto à progesterona, sabe-se que o povo celta usava como pílula do dia seguinte a planta *Viscus albus*, poderoso anticoncepcional dotado de progesterona vegetal.

Nas plantas, os hormônios femininos localizam-se nas sementes, frutas e flores, e os masculinos, no caule e nas folhas. O yan mexicano guarda em seu interior o DHEA, extraído e utilizado pela indústria química. Os laboratórios têm desenvolvido – com base nas estruturas moleculares das plantas – os chamados hormônios bio-idênticos, cujo potencial deveria ser explorado a fim de refazer o equilíbrio de pacientes que apresentam doenças emocionais crônicas, uma vez que a molécula bio-idêntica pode estimular os receptores existentes no corpo e no cérebro, como o hormônio original.

Além da esfera dos hormônios sexuais, estamos nos encaminhando para a utilização dos suplementos nutricionais como fonte de equilíbrio para a insulina e o IGF1, hormônios diretamente ligados à qualidade e quantidade de vida. A prova disso é que estudos realizados em pessoas centenárias demonstram que elas apresentam bom equilíbrio dos níveis de insulina e IGF1.

O corpo possui mecanismos próprios para estimular as chances de sobrevivência. Elas são chamadas sirtuínas e sua produção é estimulada por determinados tipos de estresse. Assim, se você concluiu que existe um estresse "bom", acertou! Por incrível que pareça, ele é causado pela restrição calórica. Não estou sugerindo que você deixe de comer, mas, se você comer excessivamente tudo aquilo que tem vontade, deixará de estimular a produção das sirtuínas. A fim de entender melhor esse processo, basta lembrar que as uvas produzem uma molécula chamada reverastrol, que, depois de várias experiências realizadas em animais, provou que eles tiveram a vida prolongada após a ingestão dessa substância, que age de forma semelhante à das sirtuínas. O interessante é que essa produção se dá em plantas "estressadas", como as parreiras, que crescem em solo árido e enfrentam condições extremas de clima.

Alimentação e neurotransmissores

Grande parte dos distúrbios físicos e mentais que nos afetam atualmente pode ter origem na modificação brutal dos hábitos alimentares que sofremos através do tempo. O excesso de carboidratos (escasso na natureza) é uma das pontas do *iceberg*. Quando ingerimos carboidratos, o pâncreas produz insulina para colocar glicose (derivada do carboidrato) dentro das células. Se essa ingestão é excessiva, liberamos grande quantidade de insulina. Ela necessita de receptores presentes na membrana das células e estes, quando estimulados, abrem as portas para a entrada de glicose, o "combustível" das células. Se as dietas são ricas em carboidratos, como é o padrão atual, temos um excesso de insulina circulante provocando uma reação nas células, que terão o número de seus receptores para insulina diminuídos, ocasionando um fenômeno chamado de resistência à insulina. A diabete é o resultado final da resistência à insulina e está associada a maiores chances de depressão.

Quando me perguntam sobre a alimentação, procuro sintetizar sua importância dizendo que, em geral, comemos dois tipos de alimentos: os animais e as plantas. A proteína que fornece uma gama de aminoácidos mais completa vem das carnes, e das plantas retiramos carboidratos e fitormônio. Micronutrientes e gorduras podemos extrair de ambas as fontes, ainda que tenham proporções e tipos diferentes.

Os neurotransmissores se originam de aminoácidos. Na psiquiatria, consideramos três deles de vital importância: o triptofano, responsável pela formação da serotonina, e a fenilanina e a tirosina, que dão origem às catecolaminas. Evidências mostram a importância desses aminoácidos nas respostas terapêuticas. A absorção dos aminoácidos essenciais (que não são produzidos pelo corpo) é feita predominantemente pelo intestino em função do que ingerimos. Isso me remete a um caso dramático, de um menino de 10 anos que apresentava um quadro depressivo grave, sem resposta aos antidepressivos. Sua alimentação se resumia, basicamente, a leite e achocolatados. Diarréias freqüentes indicavam, possivelmente, que aquele tipo de dieta era inadequado, pois ele não se desenvolvia fisicamente. Com a mudança da dieta e a suplementação por meio de aminoácidos formadores de serotonina, houve uma reversão do quadro. A medicação passou a fazer efeito e o paciente voltou a crescer e a se desenvolver, mostrando que a resposta terapêutica não se dera anteriormente por sua intolerância às proteínas do leite, provocando um processo inflamatório crônico no intestino que impedia a absorção de nutrientes essenciais e que era traduzido pelo quadro crônico de diarréias e cólicas.

Trabalhos nos mostram que pacientes que têm a depressão controlada com medicamentos apresentam sensível piora se submetidos a dietas experimentais que não contenham esses aminoácidos essenciais (triptofano, fenilanina e tirosina). Já em casos de esquizofrenia, caracterizada pelo excesso de atividade da dopamina, pesquisas demonstram resultados favoráveis mediante uma mistura de aminoácidos isentos de fenilanina/tirosina. Ou seja: deveríamos começar a pesquisar seriamente e incorporar os suplementos alimentares à prática clínica. Particularmente, observo resultados surpreendentes com pacientes dia a dia com um tipo de suplemento chamado 5HTP (5 Hidroxitriptofano), cuja *performance* experimental é bastante promissora. Os resultados positivos têm aparecido em pesquisas sobre depressão, dores, obesidade e todas as outras condições ligadas a disfunções serotonérgicas.

O SHTP é o passo intermediário entre o aminoácido triptofano e a serotonina. Uma vez na corrente sangüínea, o SHTP se transforma na própria serotonina.

Existe um medo, na comunidade médica, de que a administração do SHTP possa acarretar o aparecimento da síndrome serotonérgica[6] (quadro grave decorrente do excesso de serotonina livre circulante). Devo lembrar que qualquer droga – e principalmente associações de drogas – pode levar a esse quadro, não havendo ainda uma relação estabelecida entre dosagens ingeridas de SHTP e o risco de síndrome serotonérgica. Em relação aos experimentos com animais, a dose tóxica é de 100 miligramas por quilo de peso.

Insulina e hormônios

O excesso de insulina provoca profundas alterações hormonais em homens e mulheres, afetando seu estado físico e psíquico. Uma de suas ações é a ajudar a promover uma deposição de gordura com aumento do tecido adiposo, acarretando possíveis mudanças em todo o restante do perfil hormonal e, portanto, psicológico. Essa adiposidade estimula a transformação da testosterona em estradiol (enzima aromatase presente nas células adiposas).

Costumo sugerir aos pacientes que apresentam baixa resposta aos tratamentos associados e que têm resistência à insulina que façam exercícios físicos e evitem alimentos de alto nível glicêmico, isto é, aqueles que provocam maior liberação de insulina, como os carboidratos facilmente absorvíveis (batata, farinha branca, milho e doces). Estimulo a ingestão de proteínas animais, sementes oleaginosas e azeite de oliva, com bons resultados. Experimente você também!

Considerações finais

É hora de concluir nossa conversa, mas sem a pretensão de que ela seja definitiva. Acredito sinceramente que o mais importante é mantermos uma postura de busca permanente para que possamos entender melhor as causas de nossos problemas emocionais. E isso só é possível quando conseguimos abandonar preconceitos e pressuposições que nos acompanham há mais de um século. Vimos, aqui, apenas alguns dos aspectos físicos que regem a dinâmica das doenças da mente. Outros fatores estão surgindo e merecem atenção. Espero que eles possam somar informações a respeito da maravilhosa engrenagem chamada corpo humano e venham nos ajudar a compreender, plenamente, a dinâmica que nos libertará de vez das doenças psiquiátricas e do preconceito que acompanha os fenômenos que nos são ainda desconhecidos.

O conteúdo deste livro é parcialmente formado pela minha experiência profissional, não sendo, portanto, considerado uma conclusão científica. Desse modo, não aconselho o autotratamento, e qualquer orientação prática deve ser feita por um profissional da área de saúde. Contatos podem ser feitos pelo site www.totalbalance.com.br

Notas

1. O ritmo circadiano reflete a alternância entre os períodos diurno e noturno. Dura, portanto, 24 horas e regula todos os ciclos do corpo – entre eles digestão, excreção, produção de hormônios etc.
2. A anemia hemolítica genética ou com padrão de transmissão hereditária é uma doença que se caracteriza pela destruição anormal das hemáceas, ou glóbulos vermelhos, e conseqüente derrame de hemoglobina e ferro na corrente sangüínea. A anemia hemolítica pode ter origem nos defeitos genéticos na formação dos glóbulos vermelhos; pode ser uma doença auto-imune; ou decorrente da presença de processos tóxicos ou infecciosos.
3. Entre os carboidratos com alto nível glicêmico podemos citar batata, produtos elaborados com farinha branca, milho e algumas frutas como melancia e abacaxi.
4. O Lupus é uma doença auto-imune na qual o organismo produz anticorpos que atuam contra os próprios órgãos, causando lesões graves em órgãos como rim, coração etc.
5. A tireoidite de Hashimoto é outra doença auto-imune na qual o organismo produz anticorpos contra a glândula tireóide, culminando com sua destruição parcial ou completa.
6. A síndrome serotonérgica é um quadro grave causado pelo excesso de serotonina circulante no plasma. É desencadeada por drogas usadas em tratamentos psiquiátricos, como neurolépticos e antidepressivos.

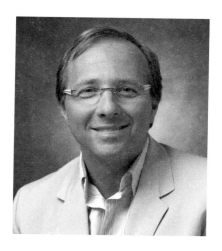

Sergio Klepacz formou-se médico pela Faculdade de Medicina da Pontifícia Universidade Católica de São Paulo, em 1980, e obteve o título de mestre em Psicofarmacologia pela Escola Paulista de Medicina em 1987. Tem trabalhos publicados no Brasil e no exterior e realiza palestras por todo o país. Além da clínica particular que mantém em São Paulo, é médico credenciado do Hospital Samaritano.

Exercendo suas funções como psiquiatra, questionava-se a respeito do baixo índice de cura obtida pelo procedimento clássico baseado em terapias psíquicas e medicamentos. Depois de muito pesquisar, concluiu que a rede hormonal exerce grande influência nas doenças emocionais e psíquicas, desencadeando conseqüências físicas como obesidade, insônia, úlceras, asma, alergias etc. Atualmente, preconiza a visão de uma medicina integrada com participação do balanceamento hormonal e da suplementação nutricional como alternativa para os casos de difícil solução.

leia também

TEM ALGUMA COISA ERRADA COMIGO...
COMO DETECTAR, ENTENDER E TRATAR A SÍNDROME DOS OVÁRIOS POLICÍSTICOS
Ademir Carvalho Leite Júnior

Este livro é dirigido a mulheres que sofrem de síndrome dos ovários policísticos, doença cujos principais sintomas são acne, pêlos em excesso, problemas menstruais, obesidade, infertilidade e queda de cabelos. Escrita de forma simples e clara por um especialista, a obra mostra como diagnosticar e tratar a SOP.
REF. 50035   ISBN 85-7255-035-6

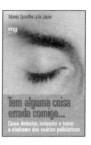

AS DOENÇAS QUE VOCÊ TEM... E NÃO SABE!
Nicolas Schor

Um livro para quem busca um novo estilo de vida com qualidade. O autor, médico homeopata, sugere como devemos viver para alcançar o bem-estar e a saúde. A relação entre o corpo e as emoções, diferentes conceitos de saúde e doença, questões comportamentais, estresse, depressão e outros assuntos são abordados de maneira simples e coloquial, com boas pitadas de humor.
REF. 50037   ISBN 85-7255-037-2

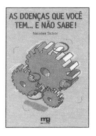

CORAÇÃO: MANUAL DO PROPRIETÁRIO
TUDO O QUE VOCÊ PRECISA SABER PARA VIVER BEM
Mauricio Wajngarten

O autor se inspirou nos manuais de automóveis para descrever o funcionamento de nossa "supermáquina". Ele explica cada exame para o coração, como identificar problemas e dá dicas para bem viver. O dr. Mauricio Wajngarten é chefe da Unidade Clínica de Cardiogeriatria do Instituto do Coração do Hospital das Clínicas da Faculdade de Medicina da USP – o Incor.
REF. 50030   ISBN 85-7255-030-5

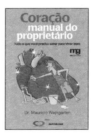

MEDICINA E MEDITAÇÃO
UM MÉDICO ENSINA A MEDITAR
Roberto Cardoso

Médico há mais de vinte anos e meditador há mais tempo ainda, o autor fez um livro mostrando com precisão várias técnicas de meditação e os seus benefícios para a saúde. Sem qualquer orientação religiosa, filosófica ou moral. Para ler, aprender e praticar.
REF. 50041   ISBN 85-7255-041-0

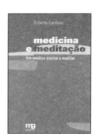

IMPRESSO NA
sumago gráfica editorial ltda
rua itauna, 789   vila maria
02111-031   são paulo   sp
telefax 11 **6955 5636**
sumago@terra.com.br

------------------------------ dobre aqui ------------------------------

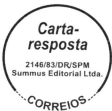

CARTA RESPOSTA
NÃO É NECESSÁRIO SELAR

O SELO SERÁ PAGO POR

AC AVENIDA DUQUE DE CAXIAS
01214-999 São Paulo/SP

------------------------------ dobre aqui ------------------------------

UMA QUESTÃO DE EQUILÍBRIO

CADASTRO PARA MALA-DIRETA

Recorte ou reproduza esta ficha de cadastro, envie completamente preenchida por correio ou fax, e receba informações atualizadas sobre nossos livros.

Nome: _____ Empresa: _____
Endereço: ☐ Res. ☐ Coml. _____ Bairro: _____
CEP: _____ - _____ Cidade: _____ Estado: _____ Tel.: ( ) _____
Fax: ( ) _____ E-mail: _____ Data de nascimento: _____
Profissão: _____ Professor? ☐ Sim ☐ Não Disciplina: _____

1. Você compra livros:
☐ Livrarias   ☐ Feiras
☐ Telefone   ☐ Correios
☐ Internet   ☐ Outros. Especificar: _____

2. Onde você comprou este livro? _____

3. Você busca informações para adquirir livros:
☐ Jornais   ☐ Amigos
☐ Revistas   ☐ Internet
☐ Professores ☐ Outros. Especificar: _____

4. Áreas de interesse:
☐ Psicologia   ☐ Corpo/Saúde
☐ Comportamento   ☐ Alimentação
☐ Educação   ☐ Teatro
☐ Outros. Especificar: _____

5. Nestas áreas, alguma sugestão para novos títulos? _____

6. Gostaria de receber o catálogo da editora? ☐ Sim ☐ Não

Indique um amigo que gostaria de receber a nossa mala-direta

Nome: _____ Empresa: _____
Endereço: ☐ Res. ☐ Coml. _____ Bairro: _____
CEP: _____ - _____ Cidade: _____ Estado: _____ Tel.: ( ) _____
Fax: ( ) _____ E-mail: _____ Data de nascimento: _____
Profissão: _____ Professor? ☐ Sim ☐ Não Disciplina: _____

MG Editores
Rua Itapicuru, 613 7° andar 05006-000 São Paulo - SP Brasil Tel (11) 3872-3322 Fax (11) 3872-7476
internet: http://www.mgeditores.com.br   e-mail: mg@mgeditores.com.br